产前超声
掌中宝

人民卫生出版社
PEOPLE'S MEDICAL PUBLISHING HOUSE

图书在版编目（CIP）数据

产前超声掌中宝 / 邓学东主编 . —北京：人民卫生出版社，2020

ISBN 978-7-117-29483-6

Ⅰ. ①产… Ⅱ. ①邓… Ⅲ. ①妊娠诊断－超声波诊断 Ⅳ. ①R714.15

中国版本图书馆 CIP 数据核字（2019）第 297896 号

人卫智网	www.ipmph.com	医学教育、学术、考试、健康，购书智慧智能综合服务平台
人卫官网	www.pmph.com	人卫官方资讯发布平台

产前超声掌中宝

主　　编：邓学东

出版发行：人民卫生出版社（中继线 010-59780011）

地　　址：北京市朝阳区潘家园南里 19 号

邮　　编：100021

E - mail：pmph @ pmph.com

购书热线：010-59787592　010-59787584　010-65264830

印　　刷：三河市宏达印刷有限公司（胜利）

经　　销：新华书店

开　　本：787×1092　1/32　印张：15

字　　数：242 千字

版　　次：2020 年 4 月第 1 版　2020 年 6 月第 1 版第 2 次印刷

标准书号：ISBN 978-7-117-29483-6

定　　价：98.00 元

打击盗版举报电话：010-59787491　E-mail：WQ @ pmph.com

质量问题联系电话：010-59787234　E-mail：zhiliang @ pmph.com

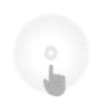

主　编　邓学东

副主编　殷林亮　潘　琦　杨　忠

编　者（以姓氏笔画为序）

王珍琦　邓学东　杨　忠　吴桂花　张丽丽

陆　伟　陆　冰　苟中山　胡静怡　姜　纬

姜小力　殷林亮　凌　晨　梁　泓　潘　琦

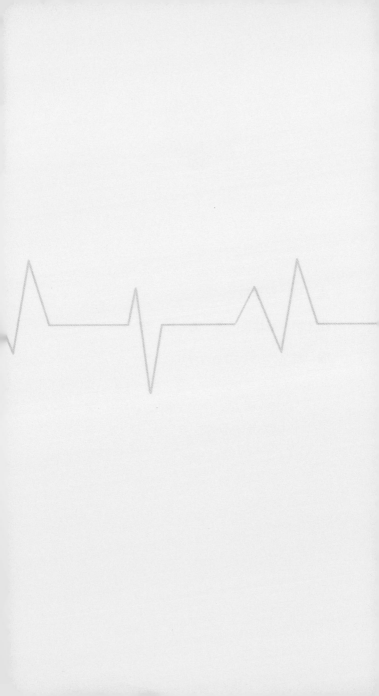

主编简介

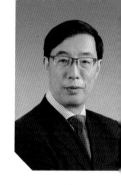

邓学东

南京医科大学附属苏州医院超声中心主任，主任医师，教授，博士生导师。担任国家卫生健康委员会产前诊断专家组成员，国际妇产超声学会（ISUOG）中国分会专家组成员，江苏省医师协会超声医师分会候任会长，江苏省科学技术协会首席专家，苏州市姑苏卫生领军人才，主编出版《产前超声诊断与鉴别诊断》《产前超声检查规范解读》；副主编出版《小器官超声检查技巧与鉴别诊断》等超声专著。发表在国内外核心期刊及SCI论文100余篇，主讲"十一五"和"十二五"国家重点音像出版项目"胎儿中枢神经系统畸形的超声诊断""胎儿染色体异常的超声诊断和胎儿畸形的遗传学检查""早孕期超声筛查"及"外周血管频谱和彩色多普勒应用分析"DVD。主持并承担多项省、市级课题，并多次荣获全国妇幼健康科学技术奖科技成果奖二等奖、江苏省卫生厅医学新技术引进一等奖和二等奖等，主持编写《江苏省产前超声检查规范》。与李胜利教授共同主持编写中国医师协会《产前超声检查指南（2012版）》，担任《中国医学影像技术》《中国医学影像学》《中华医学超声杂志（电子版）》、*Journal of clinical imaging science* 编委等。

前言

　　当我们写完《产前超声掌中宝》最后一个字时，2019 年金色的秋天来临了。

　　产前超声的意境美包括诊断准、图像美，除此之外也包括了医师所传递出的认真工作的态度美，要是没有认真负责的情感，再多的诊断技巧都是徒劳的，超声要有意境。

　　一边是历史，是昨天的经验和教训；

　　一边是现实，是今天的希望和未来。

　　技术在我们手中用于善行；

　　胎儿在我们心中走向光明！

　　秋天的美在于一片片树叶，随遇而安，静谧而安详；

　　超声的美在于一缕阳光，仅用感同身受的言语就可以温暖孕妇心田；

　　秋天的美，在于悠闲的时刻，飘洒漫天秋叶，落进一池秋水；

　　超声的美，在于它独特的回忆，仿佛时光倒

流回到曾经相遇的病例。

对我来说，超声不仅仅是用准确的技术记录胎儿天真的身影，更要用通俗的语言向读者讲述医学的故事，介绍那些令人神往的经验或者触目惊心的教训。

这本小册子有几个亮点：

一是简明扼要，将临床常见的诊断、鉴别诊断的要点突出显示。

二是融入了我们自己创作的产前超声口诀。

三是图文并茂，超声图和模式图并重，使超声医师容易理解。

四是扫码后可观看实用的小视频。

如果时光可以倒流，我还是会选择超声，虽然有点累，但是心中的温暖记忆和喜悦是谁都无法给予的。以后年迈时我一定会说：谢谢超声来过我的世界。我这个超声梦，缘何而起，很难说，恍恍惚惚，如影随行，也许我不知道这个梦一直在自己心里藏着，可是一旦微风吹过，有细雨飘来，这个梦就款款苏醒了。超声，也许是我的明月前身。无论生活如何困顿，超声的花总是生机勃勃；无论人生如何起舞，超声的人照样意趣横生。

蓦然回首，已年过半百。我想说"有超声，有健康就是任性"！祝所有朋友们健康快乐，且行且珍惜。

邓学东

2019 年 10 月于苏州

增值服务使用说明

1. 扫描封底圆形图标中的二维码或打开增值服务激活平台（jh.ipmph.com），注册并登录。

2. 刮开并输入激活码，获取数字资源阅读权限。

3. 在激活页面查看使用说明，下载对应客户端或通过 PC 端浏览。

4. 使用客户端"扫码"功能，扫描参考书中二维码即可直接浏览相应资源。

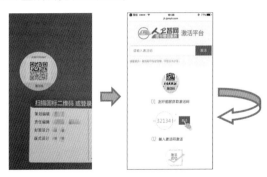

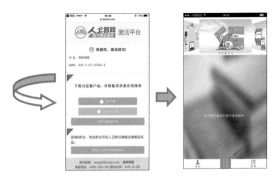

目 录

本书视频资源列表

第一章

早孕期
超声检查

本书所指的孕龄即妊娠龄是指停经或怀孕的时间，比受精时间长 14 天，即根据末次月经推算所得。

妊娠是指胚胎 / 胎儿在母体子宫内生长、发育的过程，自卵子受精开始、至胎儿及其附属物自母体排出为止，全过程平均约 38 周（相当于月经龄 40 周）。早孕期是指以月经龄计算，孕 13^{+6} 周前。孕 10 周前称之为"胚胎"、孕 10 周后称之为"胎儿"。孕 10 周后胎儿器官已基本形成，接下来主要是胎儿的生长和器官的成熟。早孕期超声检查遵循国际妇产科超声学会（International Society of Ultrasound in Obstetrics and Gynecology，ISUOG）及英国胎儿医学基金会（Fetal Medicine Foundation，FMF）的早孕期超声检查指南，并遵循 ALARA（As Low As Reasonably Achievable）原则，即合理获得的同时尽量降低暴露剂量，用最少的扫查时间及最低的输出能量获得尽可能多的诊断信息。

第一节
早孕期超声检查的目的

一、明确妊娠部位

1. 宫内妊娠是指妊娠囊位于宫腔内。受精后第 1～7 天胚胎发育至着床过程见图 1-1。

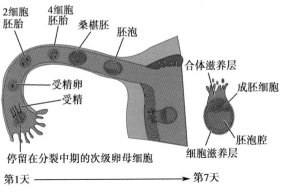

图 1-1 受精后第 1～7 天胚胎发育至着床过程

蜕膜内囊泡征（intradecidual sac sign）：最早的超声征象（图 1-2），孕 4.5 周时即出现（直径约 2mm），判断早孕的可靠性不高（不能很好地看到宫腔线；高回声边缘还较薄；假象太多）。

双环征（double decidual sac sign）：稍晚的

超声征象（图 1-3），孕 5～6 周时出现（直径约 10mm），判断早孕的准确性达 98%。

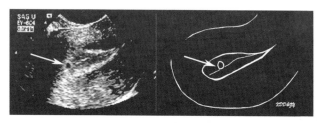

图 1-2　蜕膜内囊泡征，胚囊位于宫腔线深部

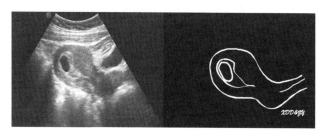

图 1-3　早孕双环征

卵黄囊（yolk sac，YS）：妊娠囊内第一个可以看见的结构（图 1-4、图 1-5），经腹部超声通常在妊娠囊平均内径 10～15mm 时可发现卵黄囊，对于确诊宫内妊娠极为关键。卵黄囊平均内径 6mm 左右，该结构很重要，其传输营养给胚胎，一般于孕 12 周时消失。

2. 异位妊娠是指妊娠囊位于宫腔外，包括输卵管妊娠、卵巢妊娠、宫角妊娠、宫颈妊娠、腹腔妊娠（甚至脾脏妊娠）等。异位妊娠胚胎着

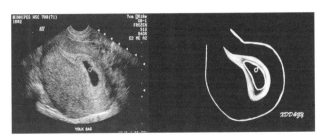

图 1-4　妊娠囊内仅见卵黄囊

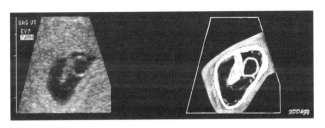

图 1-5　妊娠囊内可见卵黄囊及胚胎

床位置见图 1-6，二维阴道超声及三维阴道超声
联合诊断右宫角妊娠见图 1-7。

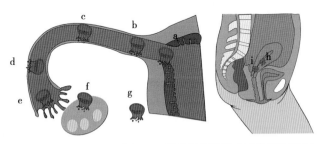

图 1-6　异位妊娠胚胎着床位置示意图

a：宫角妊娠；b：间质部妊娠；c：峡部妊娠；d：壶腹部妊娠；e：伞端妊娠；f：卵巢妊娠；g：腹腔妊娠；h：瘢痕妊娠；i：宫颈妊娠

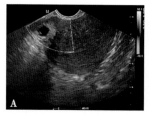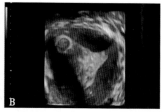

图 1-7 　二维阴道超声（A）及三维阴道超声（B）提示右宫角妊娠

二、确认胚胎存活

胚胎大约 1～2mm 时可被超声观察到，并以约 1mm/d 的速度增长。胚胎存活，从超声上讲是指胚胎在超声检查时有原始心管搏动。原始心管搏动一般在胚胎 2mm 及以上才可见，最早可在妊娠 37 天被超声检测到。

口诀：5～11 周早孕特点

囊（胚囊）5～6	动（胎动）8～9
芽（胚芽）6～7	盘（胎盘）9～10
心（胎心）7～8	头（双顶径）10～11

三、核实妊娠时间

公式：

妊娠时间（天）= 30 + 孕囊平均内径（mm）

> **孕周（周）＝头臀长（cm）+ 6.5**

（注：以上公式适用于头臀长≤6.5cm时）

1. 测量妊娠囊时应注意：

（1）膀胱适度充盈。

（2）因妊娠囊囊壁较厚，测量妊娠囊各径线一律测内径。

2. 头臀长（crown rump length，CRL）

头臀长是指从胎儿头顶部至臀部的距离，于孕7～13^{+6}周测量。当有胚胎存在时，头臀长比平均妊娠囊内径可更为准确地估算孕周。早孕期胎儿头臀长三维图见图1-8，早孕期胎儿头臀长测量超声声像图及模式图见图1-9，早孕期超声测量头臀长注意事项见图1-10。

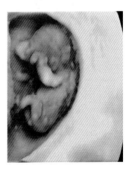

图 1-8　早孕期胎儿三维表面成像

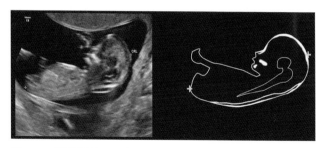

图 1-9　早孕期胎儿头臀长测量超声图及模式图

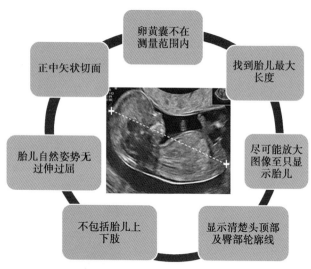

图 1-10　早孕期超声测量头臀长注意事项

3. 双顶径（biparietal diameter，BPD）和头围（head circumference，HC） 孕第13周，丘脑和第三脑室提供了很好的标记。双顶径在胎儿丘脑平面进行测量（图1-11）。国内测量原则为从颅骨外缘到对侧颅骨内缘。

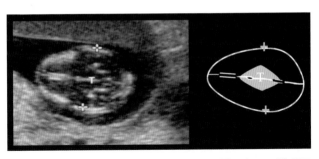

图 1-11　早孕期胎儿双顶径测量超声图及模式图

在孕 11～13^{+6} 周，头臀长和双顶径是估算孕周最常用的 2 个参数。ISUOG 推荐在 CRL≤84mm 情况下应该尽量测量头臀长。CRL>84mm 后，可以用头围，因为它比双顶径更精确些。

四、确定胎儿数目

超声可准确判断胎儿数目：单胎妊娠或多胎妊娠。对于多胎妊娠，准确判断绒毛膜性和羊膜性至关重要。

孕 6～9 周即可判断绒毛膜性，判断绒毛膜性及羊膜性的最佳孕周：孕 11～13^{+6} 周。

常见双胎绒毛膜性及羊膜性为：

1. 双绒毛膜双羊膜囊双胎（dichorionic diamniotic，DCDA） "双胎峰" "λ" 形（图 1-12）。

2. 单绒毛膜双羊膜囊双胎（monochorionic diamniotic，MCDA） "T"字形（图 1-13）。

3. 单绒毛膜单羊膜囊双胎（monochorionic monoamniotic，MCMA） 两胎儿间无分隔。

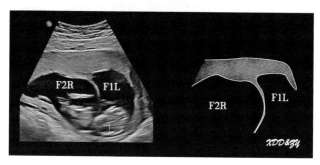

图 1-12　孕 13 周 DCDA 双胎，见 "双胎峰"

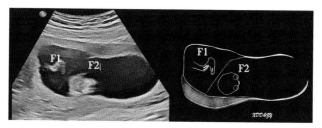

图 1-13　孕 12 周 MCDA 双胎，分隔呈 "T" 字形

孕 20 周时仅有 85%DCDA 仍表现为 "λ" 形分隔，故 20 周后未见 "双胎峰" 并不能排除 DCDA，所以早孕期超声应明确注明：几个胚囊、几个胚芽、几个卵黄囊，超声图片应尽可能清楚显示绒毛膜性，并正确标注。

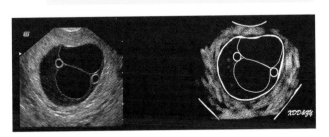

图 1-14 二维超声声像图示宫内 1 个胚囊、2 个羊膜囊、2 个卵黄囊，为 MCDA

但应注意，超声仅可判断绒毛膜性，并不能判断单卵双胎还是双卵双胎。

五、评估胎儿大体解剖结构

胎儿主要器官在孕 12 周前已基本形成，超过 80% 的畸形在此阶段已经形成，故孕 11～13^{+6} 周是超声筛查胎儿结构异常的重要时期。早孕期超声筛查可检出 40%～70% 的严重先天性畸形，如无脑儿、脑膨出、无叶前脑无裂畸形（全前脑）、淋巴水囊瘤、脐膨出、心脏异位、巨膀胱、单脐动脉、部分肢体畸形等，有时甚至还可能诊断唇腭裂、开放性脊柱裂等，但早孕期胎儿尚小，一些结构还在发育过程中，部分畸形的诊断有较大难度和不确定性，需要后期随访（详见本章第二节）。

六、评价胎儿染色体非整倍体风险

早孕期超声检查还可通过测量胎儿颈项透明层（nuchal translucency，NT）厚度、观察鼻骨（nasal bone，NB）、观察有无三尖瓣反流（tricuspid regurgitation，TR）、测量静脉导管（ductus venosus，DV）频谱观察有无 a 波缺失或反向等来评价胎儿染色体非整倍体的风险（详见本章第三节）。

第二节
早孕期超声评估胎儿大体解剖结构

本书将孕 11～13^{+6} 周评估胎儿大体解剖结构及胎儿染色体非整倍体风险的早孕期超声检查称之为早孕期超声筛查（first trimester scanning，FTS）。

一、头面部

孕 11 周后胎儿颅骨骨化，超声可评价颅骨强回声环、脑中线、脑皮质、第三脑室、第四脑室、丘脑、侧脑室、脉络丛等结构（图 1-15），但一些结构如胼胝体、小脑等尚未充分发育故不能准确评价。近年研究较多的颅内透明层（intracranial translucency，IT）即第四脑室（图 1-16），为胎儿头颅正中矢状切面上与颈项透明层平行的第四脑室，有两个强回声边界，前为脑干背部、后第四脑室脉络丛顶部。当发生开放性脊柱裂时，由于脑脊液渗漏而导致 IT 消失。观察 IT 可作为开放性神经管缺陷（neural tube defects，NTD）的筛查手段，但是不能作为唯一标准。现有报道 IT 增厚与 Dandy-Walker 畸形及 Blake 囊肿有关。

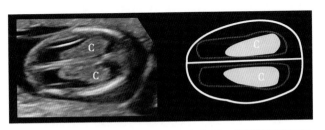

图 1-15　产前二维超声声像图示颅骨强回声环及呈"蝴蝶状"的脉络丛

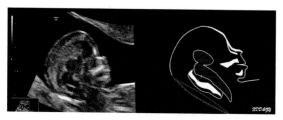

图 1-16　产前二维超声声像图示颅内透明层（IT）

在孕 11～13^{+6} 周，可以尝试显示胎儿双眼的晶状体、眶间距、面部轮廓包括鼻子、鼻骨、上腭和下颌骨以及上唇。但要遵循 ALARA 原则，尽量减少对胎儿眼睛的扫查时间。近年报道较多的是通过鼻后三角（retronasal triangle，RNT）来评估原发腭是否完整（图 1-17、图 1-18）。RNT 为等边三角形，顶点代表两侧鼻骨、两条腰代表左右上颌骨额支、底边代表原发腭，如底边不完整，应怀疑为原发腭裂。早孕期胎儿颅面部连续动态扫查见视频 1-1，唇腭裂诊断见视频 1-2。

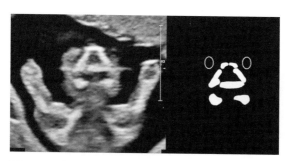

图 1-17　产前二维超声声像图示鼻后三角

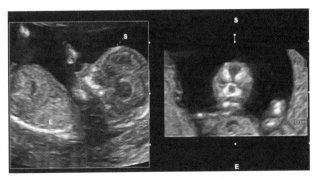

图 1-18　产前三维超声 OmniView 技术显示鼻后三角

OmniView 技术：自由解剖成像技术

📹 视频 1-1

早孕期胎儿颅面部动态扫查

📹 视频 1-2

早孕期唇腭裂诊断

二、颈部

超声测量 NT 是评价胎儿染色体非整倍体风险的重要部分，将会在本章第三节讨论。应注意胎儿颈部与躯干的结构及辨别其他积液，如颈部淋巴水囊瘤等（图 1-19）。

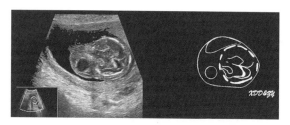

图 1-19　产前二维超声声像图示胎儿颈部淋巴水囊瘤

三、脊柱

可通过胎儿纵切及轴向平面以尽量显示脊柱的整齐排列（图 1-20），并显示覆盖皮肤的完整性。

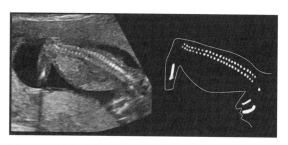

图 1-20　脊柱旁矢状切面超声图及示意图

四、胸部

正常情况下，胎儿胸部包含肺组织，在超声上表现为均匀回声，没有胸腔积液或囊性或实性包块（图 1-21）。应该评价膈肌完整性（图 1-22），部分典型的膈疝可在早孕期诊断（图1-23）。

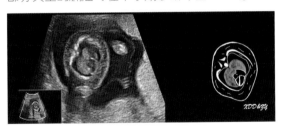

图 1-21　产前二维超声声像图示胎儿双侧胸腔积液

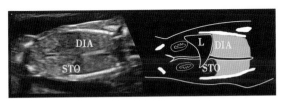

图 1-22　正常胎儿膈肌冠状面超声图及示意图

DIA：膈肌；STO：胃泡；L：肝脏

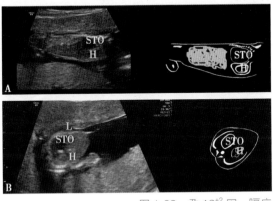

图 1-23　孕 13^{+2} 周，膈疝

A. 膈肌冠状切面显示胃泡位于膈上；B. 胸腔横切面示
胃泡位于左侧胸腔内，心脏右移

STO：胃泡；H：心脏；L：左侧

五、心脏

正常心脏位于胸腔的左侧（左位心），现有的研究显示孕 11～13^{+6} 周超声详细评价胎儿心脏解剖结构是可行的，正常心脏四腔观平面、左心室流出道平面、三血管气管平面超声图见图 1-24～图 1-26、视频 1-3，并可在早孕期诊断右心室双出口（图 1-27）、完全性心内膜垫缺损（图 1-28、视频 1-4）等。

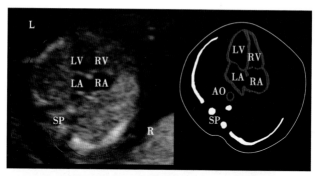

图 1-24　早孕期胎儿心脏四腔观超声图与示意图
LV：左心室；RV：右心室；LA：左心房；RA：右心房；
AO：主动脉；SP：脊柱

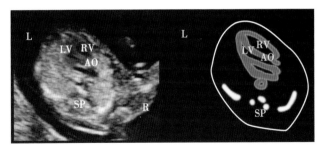

图 1-25 左心室流出道平面超声图及示意图

LV: 左心室；RV: 右心室；AO: 主动脉；SP: 脊柱

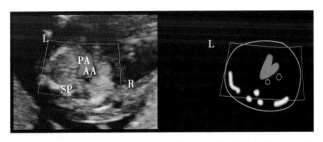

图 1-26 三血管气管平面超声图及示意图

PA: 肺动脉；AA: 主动脉弓；SP: 脊柱

 视频 1-3

早孕期胎儿心脏连续动态扫查

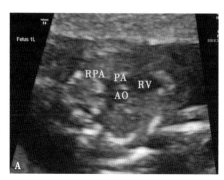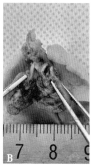

图 1-27　产前二维超声声像图（A）示右心室双出口
（孕 13^{+5} 周），并经病理解剖证实（B）

RV：右心室；PA：肺动脉；AO：主动脉；RPA：右肺动脉

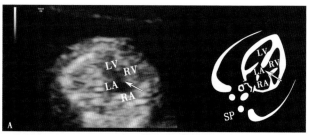

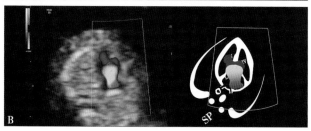

图 1-28　孕 12^{+5} 周，完全性心内膜垫缺损

A. 二维超声显示房室十字交叉消失；B. CDFI 示大量反流

RV：右心室；LV：左心室；RA：右心房；LA：左心房；
SP：脊柱；CDFI：彩色多普勒血流显像

视频 1-4
早孕期诊断完全性心内膜垫缺损
动态图

六、腹部

孕 11～13^{+6} 周，胃和膀胱是腹腔内的无回
声液体结构。胃的位置在腹腔左侧（图 1-29），
与左位心一起辅助确认正常的内脏位置。腹部横
切面可显示脐带插入口，无内容物膨出、无脐
带囊肿（图 1-30），但应注意孕 12 周前可出现
生理性中肠疝（图 1-31），不要误认为脐膨出或
腹裂。胎儿肾脏位于脊柱两侧，实质呈豆状略强
回声，肾盂呈无回声（图 1-32），可在早孕期显
示胎儿肾窦分离（图 1-33）。孕 10 周左右胎儿
开始产生尿液，孕 12 周时胎儿膀胱的超声显示
率可达 100%。胎儿膀胱在超声上表现为胎儿盆
腔内圆形或椭圆形的无回声区，下腹部横切面
CDFI 可清晰显示膀胱两侧的脐动脉（图 1-34）。
早孕期（孕 11～13^{+6} 周）胎儿膀胱纵径一般
＜6mm，如膀胱纵径持续≥7mm 即可诊断为巨
膀胱（图 1-35）。

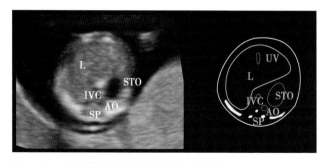

图 1-29　腹部胃泡横切面超声图与示意图

STO：胃泡；SP：脊柱；AO：主动脉；IVC：下腔静脉；
L：肝脏；UV：脐静脉

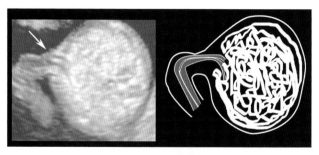

图 1-30　腹部脐带插入口横切面超声图及示意图

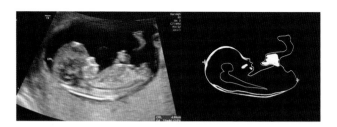

图 1-31　产前二维超声声像图示生理性中肠疝，一周
后复查消失

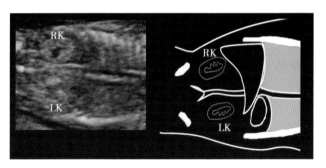

图 1-32　双肾冠状面超声图及示意图

LK：左肾；RK：右肾

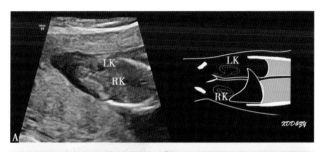

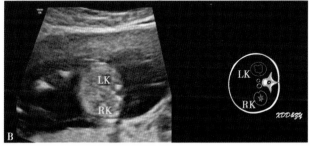

图 1-33　孕 13^{+1} 周，胎儿左肾肾窦分离，随访至中
孕期胎儿出现重度肾积水，孕妇选择终止妊娠

A．冠状切面；B．横切面

LK：左肾；RK：右肾

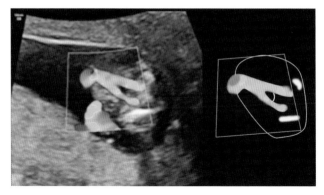

图 1-34　膀胱横切面脐动脉血流超声图及示意图

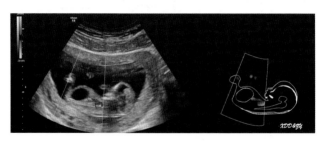

图 1-35　产前二维超声声像图示胎儿巨膀胱，膀胱纵径 11mm，经绒毛膜穿刺活检行染色体核型分析结果为 21- 三体综合征

七、肢体

孕 11～13⁺⁶ 周应观察上肢和下肢骨性部分，观察骨的长度、回声、形态、数目、方向是否正常，见图 1-36、图 1-37。

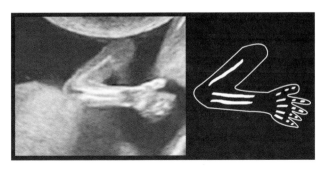

图 1-36　上肢超声图及示意图

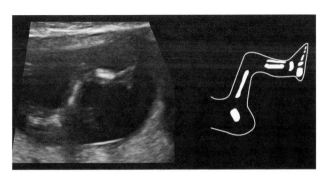

图 1-37　下肢超声图及示意图

第三节
早孕期超声评估胎儿染色体非整倍体风险

　　随着近年来无创产前筛查（non-invasive prenatal testing，NIPT）技术的迅猛发展，早孕期超声在评价胎儿染色体非整倍体风险中的价值可能会逐步被 NIPT 取代，但 NIPT 目前主要针对 3 对染色体异常的筛查，而 FTS 不仅可检出胎儿结构畸形（伴或不伴染色体异常），对某些微缺失、微重复综合征亦有提示作用，还可预测子痫前期、早产、胎儿生长受限及巨大胎儿等，这些都是 NIPT 所不能取代的。

一、颈项透明层

颈项透明层（nuchal translucency，NT）即胎儿颈后的液体积聚。NT 厚度是指颈部软组织外缘至颈项皮肤内缘间的最宽距离（外—内）（图 1-38）。NT 厚度随着孕周的增大而增加（图 1-39），随着胎儿淋巴系统及静脉系统的发育完善，在 14 周后胎儿颈后积聚的液体逐渐消失。NT 厚度超过第 95 百分位可认为 NT 增厚；如超过第 99 百分位即 3.5mm 则公认为 NT 增厚（图 1-40）。NT=3mm，仅约 10% 的胎儿存在重大畸形；而 NT=6mm，约 90% 的胎儿存在重大畸形。

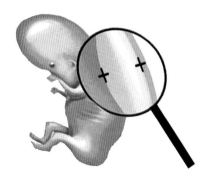

图 1-38 NT 厚度测量示意图（外—内）

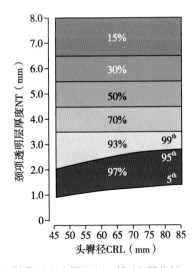

图 1-39 NT 厚度随孕周增大而增加、第 95 百分位、第 99 百分位示意图（图片来源于英国胎儿医学基金会（FMF）官网）

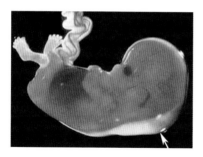

图 1-40　NT 增厚示意图（图片来源于英国胎儿医学基金会（FMF）官网）

FMF 规定的孕 11～13^{+6} 周测量 NT 厚度的标准方法及具体要求详见图 1-41、图 1-42 及视频 1-5。

NT

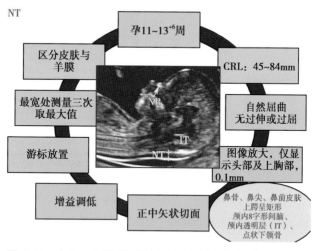

图 1-41　产前二维超声测量 NT 厚度标准切面要求

CRL：头臀长；NB：鼻骨；IT：颅内透明层；NT：颈项透明层

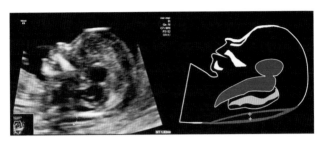

图 1-42 测量 NT 标准平面及游标放置超声图及示意图

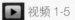 视频 1-5

产前二维超声规范化测量 NT
详解

NT 增厚与胎儿染色体异常、结构畸形（主要是心血管畸形、骨骼系统畸形、颜面裂等）、多种遗传综合征（如 Noonan 综合征等）、胎儿水肿、围产期死亡、巨大胎儿、儿童发育迟缓等有关。应当注意，正常胎儿也可出现一过性 NT 增厚。NT 增厚的胎儿一旦排除了遗传学异常和结构异常后可为健康的胎儿。

NT 厚度超过 3.5mm 时，目前首选方法是进行绒毛膜穿刺活检（chorionic villus sampling，CVS）（图 1-43）或羊膜腔穿刺行胎儿染色体核型分析及染色体微阵列分析（chromosomal microarray，CMA）以观察有无微缺失、微重复综合征等。

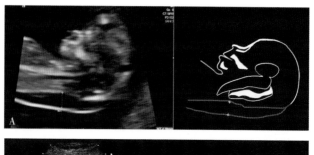

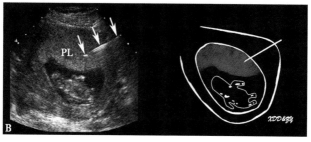

图 1-43　NT 增厚，超声引导下进行绒毛膜穿刺活检，
检查结果：染色体核型为 45，XO

A. 产前二维超声声像图示 NT 增厚（4.4mm）；B. 超声引导下进行绒毛膜穿刺活检，箭头所指为穿刺活检针

PL：胎盘

二、鼻骨

鼻骨（nasal bone，NB）骨化不全与多种染色体异常有关。当假阳性率为 5% 时单纯以鼻骨骨化不全作为评价标准时可检出 73% 的唐氏综合征胎儿。当然，鼻骨骨化不全也可发生于染色体正常胎儿（0.5%～1%）。

FMF 规定的孕 11～13^{+6} 周超声观察鼻骨的标准切面要求见图 1-44。产前二维超声显示鼻骨、未显示鼻骨声像图分别见图 1-45、图 1-46。

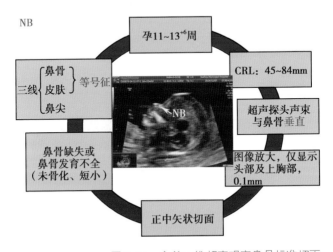

图 1-44　产前二维超声观察鼻骨标准切面

CRL：头臀长

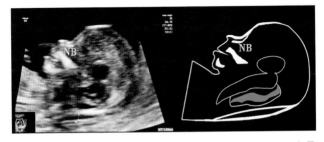

图 1-45　产前二维超声声像图显示鼻骨

NB：鼻骨

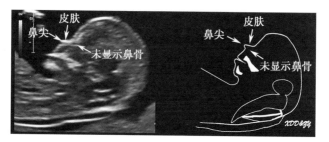

图 1-46　产前二维超声声像图未显示鼻骨，可能为胎儿鼻骨骨化不全

胎儿鼻骨骨化不全常与以下综合征相关：21- 三体综合征、18- 三体综合征、13- 三体综合征及 Turner 综合征等。

三、静脉导管

静脉导管（ductus venosus，DV）是胎儿时期特有的、连接脐静脉和下腔静脉的一段很短、很细的血管，流速高，彩色血流信号鲜亮。静脉导管在整个心动周期中保持前向血流，心房收缩期无反向血流是其典型特征，可区别于正常的下腔静脉和肝静脉。

FMF 规定的孕 11～13^{+6} 周超声测量静脉导管频谱标准切面要求见图 1-47 及视频 1-6，静脉导管 a 波正向频谱见图 1-48、a 波倒置频谱见图 1-49。

DV

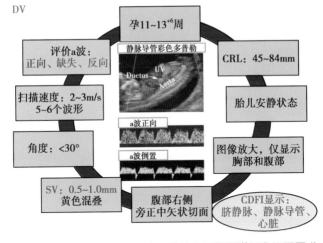

图 1-47 产前超声测量静脉导管频谱标准切面要求

CRL：头臀长；CDFI：彩色多普勒血流显像；SV：取样门；
UV：脐静脉；Aorta：主动脉；Ductus：静脉导管
（超声图片来源于英国胎儿医学基金会（FMF）官网）

 视频 1-6

测量静脉导管频谱时调节扫描速
度解读

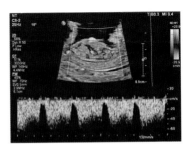

图 1-48　CDFI+PW 示静脉导管 a 波正向频谱

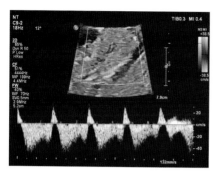

图 1-49　CDFI+PW 示静脉导管 a 波倒置频谱

CDFI：彩色多普勒血流显像；PW：频谱多普勒

DV 血流频谱异常(a 波缺失或倒置)可见于：21- 三体综合征（约 80% ）、先天性心血管畸形等及正常胎儿（约 5% ）。

四、三尖瓣反流

三尖瓣反流（tricuspid regurgitation，TR）可见于：21- 三体综合征（约 55% ）、18- 三体综合征、13- 三体综合征（约 33% ）、胎儿心脏畸形及染色体正常胎儿（约 1% ）。

FMF 规定的孕 11～13+6 周超声观察有无三尖瓣反流的标准切面要求见图 1-50，三尖瓣无反流频谱图见图 1-51、三尖瓣有反流频谱图见图 1-52。

TR

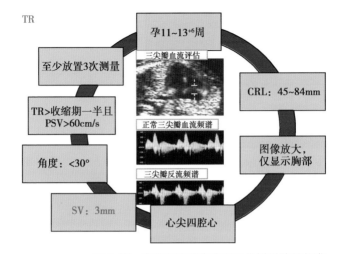

图 1-50　产前超声观察有无三尖瓣反流的标准
切面要求

CRL：头臀长；SV：取样门；TR：三尖瓣反流；
PSV：峰值流速
（超声图片来源于英国胎儿医学基金会（FMF）官网）

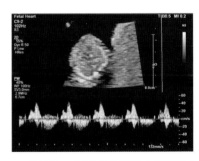

图 1-51　PW 示三尖瓣血流频谱（无反流）

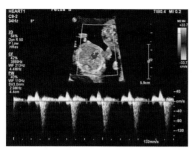

图 1-52　CDFI+PW 示三尖瓣反流频谱
CDFI：彩色多普勒血流显像；PW：频谱多普勒

贯彻产前诊断"早发现、早诊断、早处理"原则，早孕期超声筛查可将胎儿畸形筛查时间提前，尽早筛出异常胎儿，有足够时间决定胎儿的去留，如需引产则可减轻孕妇的心理及生理创伤，减少不必要的资源浪费；如 FTS 未发现胎儿明显异常，则可增强孕妇信心、减轻其担忧及焦虑，提倡人文关怀。

虽然 FTS 可诊断超过 50% 的胎儿异常，但也有其局限性。胎儿颅内结构如小脑、胼胝体要在孕 18 周后才发育完善，胎儿双肾、骶尾部脊柱此时较小，故 FTS 对这些结构的诊断能力有限。FTS 未发现明显异常的胎儿，应配合中孕期的 Ⅲ 级超声检查（系统筛查）及正常产检；FTS 发现异常的胎儿，在遗传学检测正常的基础上，可在孕 16～18 周时加做一次超声以评估胎儿有无明显异常，以减轻孕妇的焦虑。

第四节
早孕期超声检查胎儿附属结构及子宫附件

一、胎盘

应当评价胎盘回声，发现异常如单发或多发囊性占位和绒毛膜下积液（＞5cm），应注意提示并随访。胎盘下缘与宫颈的相对位置在这一阶段不太重要，因为大部分都会迁移而远离宫颈内口。早孕期不应报告前置胎盘。

随着中国两孩政策的放开，应特别关注有剖宫产病史的孕妇，此类人群发生瘢痕妊娠或胎盘植入的风险增高，应该检查膀胱和子宫峡部剖宫产瘢痕之间的部分。

二、子宫

1．子宫先天畸形。

2．子宫肿瘤如肌瘤等。

3．宫颈长度 据报道很多早产的病例宫颈长度＜25mm。

4．子宫动脉搏动指数（pulsatility index，PI）与母体血清胎盘生长因子（PIGF）等联合应用可有效预测子痫前期。FMF规定的孕11~13^{+6}周超声测量子宫动脉搏动指数（PI）的标准切面要求见图1-53。

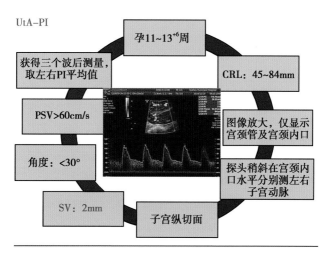

UtA–PI

孕11~13^{+6}周

获得三个波后测量，取左右PI平均值

CRL：45~84mm

PSV>60cm/s

图像放大，仅显示宫颈管及宫颈内口

角度：<30°

探头稍斜在宫颈内口水平分别测左右子宫动脉

SV：2mm

子宫纵切面

图1-53　CDFI+PW测量子宫动脉PI标准切面要求
CDFI：彩色多普勒血流显像；PW：频谱多普勒；CRL：头臀长；SV：取样门；PSV：峰值流速；PI：搏动指数

三、附件

早孕期超声检查时应注意左右附件区有无囊实性包块。

（殷林亮　陆　冰　邓学东）

第二章

胎儿中枢神经系统畸形

第一节
正常颅脑超声切面、解剖及诊断思路

　　超声主要观察侧脑室、丘脑和小脑三个平面。如以上三个平面均正常，可以排除 95% 中枢神经系统的畸形（图 2-1）。

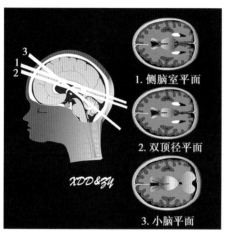

图 2-1　胎儿颅脑超声常规切面示意图

　　1. 侧脑室平面　要显示脑室及脉络丛的走行（图 2-2），主要以观察远场侧脑室内径、脉络丛有无漂移及占位（囊肿或肿块）、侧脑室内及周围有无出血、有无室管膜下囊肿及室管周围脑白质的软化。

　　2. 双顶径平面　又称丘脑平面（图 2-3），主要观察内容：颅骨完整性、大脑、脑中线、透

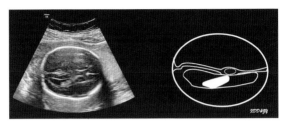

图 2-2 侧脑室平面

明隔腔、侧脑室、丘脑。注意透明隔腔的形态呈长方形或者椭圆形，其前方可见胼胝体的膝部，当透明隔腔形态异常时鉴别思路见图 2-4。

3. 小脑平面 主要经过透明隔腔、丘脑、大脑脚、小脑获得（图 2-5），主要观察第四脑室形态、小脑、小脑蚓部及小脑延髓池。

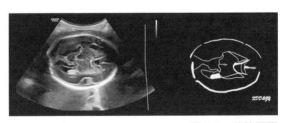

图 2-3 丘脑平面

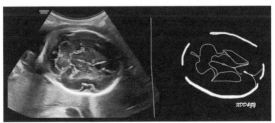

图 2-5 小脑平面

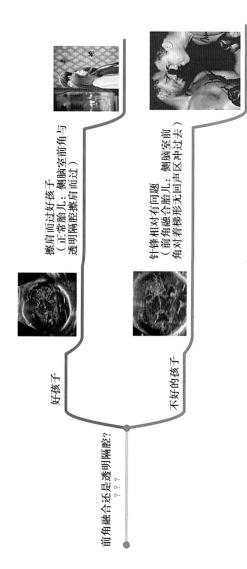

前角融合还是透明隔腔？
???

好孩子

擦肩而过好孩子
（正常胎儿：侧脑室前角与
透明隔腔擦肩而过）

不好的孩子

针锋相对有问题
（前角融合胎儿：侧脑室前
角对着着梯形无回声区冲过去）

图2-4 透明隔腔形态异常时鉴别思路

注：有报道称，单纯透明隔腔缺如的胎儿预后较好，MRI有助于诊断

头颅三个常规切面在中枢神经系统中常见疾病鉴别如下（图2-6）：

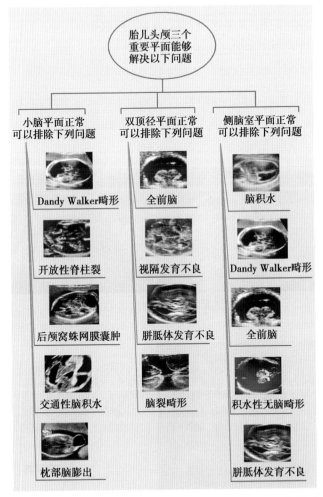

图 2-6　胎儿颅脑超声常规切面思维导图

在常规切面外我们还辅以以下切面助以诊断：

1. 颅脑正中矢状面（图 2-7） 最易观察的为胼胝体，其嘴部、膝部、体部、压部清晰可见，CDFI可见胼周动脉走行，胼胝体上方为扣带回、下方为透明隔腔，透明隔腔向后方延伸为韦加腔，再向下是第三脑室及其顶部的脉络丛。在三维成像中我们避开颅骨声影，声束由骨缝穿过，可获得清晰矢状面图像（图 2-8）。

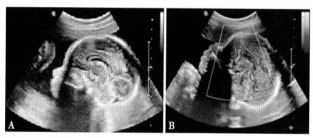

图 2-7 颅脑正中矢状面：可见胼胝体（A）、胼周动脉走行（B）

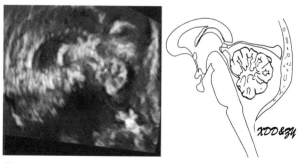

图 2-8 三维 C 平面颅脑正中矢状面

2．旁正中矢状面显示侧脑室前角、体部、后角及脉络丛，呈 C 字形（图 2-9）。

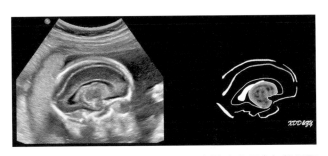

图 2-9　侧脑室旁正中矢状切面

第二节
神经管缺陷

神经管缺陷（neural tube defects，NTD）是在胚胎 24～28 天，特别是在神经管闭合期，因为受到不良因素的损害，导致背侧神经管不闭合而致的一系列先天畸形。发病率为 0.5‰～2‰，临床上主要包括无脑畸形、露脑畸形、脑膨出、脊柱裂等。

【超声诊断】

1. 无脑畸形、露脑畸形及脑膨出主要共同点为颅骨强回声环的缺失或中断。无脑畸形为双眼呈蛙眼征（图 2-10），无颅骨强回声环，无脑组织的"两无"特征（图 2-11）；露脑畸形为无颅骨强回声环，但可见脑组织漂浮于羊水之中（图 2-12）；脑膨出为颅骨强回声环的中断，依据膨出的内容物分为脑膜脑膨出和脑膜膨出（图 2-13）。

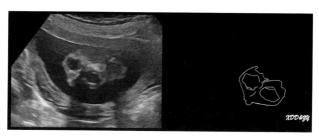

图 2-10　蛙眼征

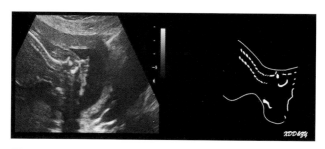

图 2-11　无脑儿，无脑组织无颅骨强回声环

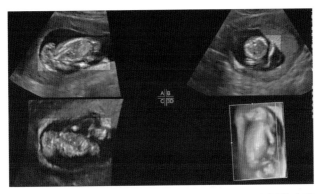

图 2-12　露脑畸形

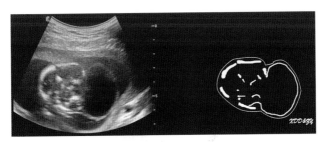

图 2-13　脑膨出

2．脊柱裂分为开放性脊柱裂和闭合性脊柱裂，后者少见，其共同特点为脊柱椎弓根未融合形成的脊柱裂，导致脊膜或脊髓脊膜的膨出，脊柱裂在矢状面为脊柱椎弓骨化中心的连续性中断，冠状面为两椎弓骨化中心间距的**增宽**，横断面脊柱三角形骨化中心呈倒"八"字形或"U"字形（图 2-14）。

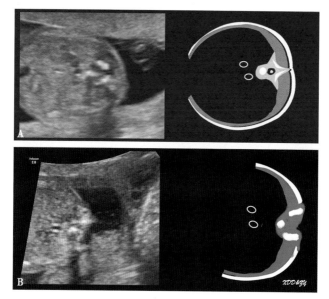

图 2-14　脊柱横切面

A. 正常脊柱椎弓呈内"八"字形；B. 脊柱裂脊柱椎弓呈外"八"字形或"U"字形

（1）开放性脊柱裂有皮肤缺损,脑脊液外渗,椎管压力低于颅内压力，导致小脑蚓部疝入枕骨大孔,最终产生颅后窝池消失、小脑呈"香蕉征"、梗阻性脑积水和柠檬头等特征性颅脑异常声像（图 2-15，视频 2-1）。

口诀：

有无开放脊柱裂，请看小脑延髓池。

（2）闭合性脊柱裂皮肤连续性完好，脑形态正常（图2-16，视频2-2）。

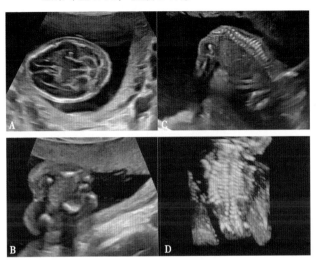

图2-15　开放性脊柱裂

A. 图后颅窝间隙消失，小脑呈"香蕉"征；B. 横断面脊柱呈外"八"字形；C. 矢状面显示腰骶部连续性中断；D. 腰骶部脊柱变形椎弓根间距增宽

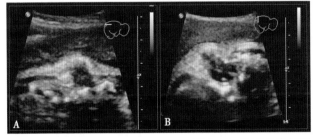

图2-16　闭合性脊柱裂

A. 脊柱矢状面；B. 脊柱横断面均显示骶尾部囊性包块，皮肤连续性完好。横断面脊柱后面两个骨化中心呈外"八"字形

3．经验点滴　脊柱裂鉴别思路见图2-17，视频2-3：

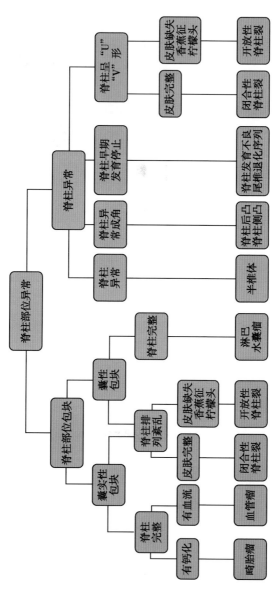

图 2-17 脊柱裂鉴别诊断思路

▶ 视频 2-1
开放性脊柱裂

▶ 视频 2-2
闭合性脊柱裂

▶ 视频 2-3
脊柱裂与胎儿骶尾部畸胎瘤鉴别

第三节
脑室系统异常

脑室扩张和脑积水

脑脊液循环正常情况下维持一种动态平衡，脑脊液循环通路上任何环节出现问题，均可导致脑室扩张，严重者出现脑积水。

【超声诊断】

1. 测量 侧脑室测量（图 2-18），测量原则：

（1）测量侧脑室三角区，该区域 16～40 周恒定；脑室压力增高时该位置最敏感。

（2）测量远场，避免近场伪像，测量内径而非外径。

口诀:

量远不量近，量内不量外。

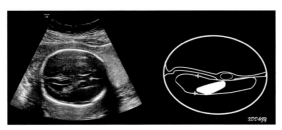

图 2-18　正常测量侧脑室三角区，"量远不量近，量内不量外"

2. 标准　正常胎儿 25 孕周前侧脑室三角区宽度不超过 8mm，25 孕周后小于 10mm。脑室扩大时，在增大的侧脑室内可以见到脉络丛"漂移""悬挂"现象（dangling）（图 2-19）。通用的诊断标准是：正常<10mm；轻度扩张10～15mm；重度扩张>15mm。

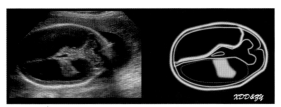

图 2-19　左侧侧脑室内径增宽可见脉络丛漂移

3. 诊断 在脑室扩大基础上出现下列情况之一可以诊断为脑积水：①第三和/或第四脑室扩张；②脑中线结构破坏；③小脑延髓池扩张；④头围增大。脑积水的胎儿，常伴脊柱裂和足内翻，检查时应高度注意。中脑导水管狭窄显示第三脑室扩张（正常≤2mm）和侧脑室扩张，但第四脑室正常。

【经验点滴】

1. 单纯轻度侧脑室增宽不伴其他畸形，大部分不发生脑积水，在排除染色体异常后大都预后良好，但要加强随访。

口诀：

积水脑室一定宽，常伴脊裂足内翻，巴山蜀水心不安。

2. 脑积水胎儿的侧脑室一定增宽，70%～84%合并其他畸形如脊柱裂、足内翻等，25%有染色体异常最常见为18-三体（8谐音"巴"），13-三体（3谐音"山"），20%有心脏畸形（心不安）。

3. 严重脑积水时胎儿脑组织受压变薄但超声仍可见脑皮质回声，此点可与积水性无脑畸形相鉴别；与全前脑鉴别时，除注意脑皮质回声时更值得重视的是脑中线有无及有无中线结构异常。

4. 脑积水胎儿病因复杂，可以是血肿或肿瘤压迫，最为常见的为中脑导水管狭窄（图2-20），其次开放性脊柱裂引起小脑扁桃体下疝畸形、脑膨出、Dandy-Walker 等，所以注意全面扫查。

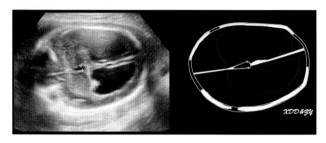

图2-20　中脑导水管狭窄，可见第三脑室扩张，双侧侧脑室积水，大脑皮质存在，但被压扁

第四节
后颅窝病变

后颅窝病变主要包括小脑蚓部病变、小脑半球及小脑延髓池的异常等（表 2-1）。

表 2-1　后颅窝病变

	后颅窝池增大	后颅窝池正常	后颅窝池缩小或消失
小脑大小正常	蛛网膜囊肿	正常小脑	Chiari II畸形
	Blake 囊肿	局部异常或没有体积缺失的获得性异常	
	单纯后颅窝池增宽		

	后颅窝池增大	后颅窝池正常	后颅窝池缩小或消失
小脑半球减小或蚓部缩小	Dandy-Walker畸形 小脑或小脑蚓部发育不良	小脑或小脑蚓部发育不良 菱脑融合	

小脑蚓部异常单纯从小脑横断面判断不能作为诊断依据，必须从正中矢状面，推荐三维C平面观察（图2-21），判断方法：面积、径线（表2-2），角度（图2-22）。

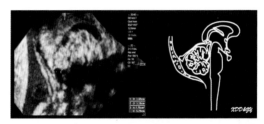

图 2-21　三维成像 C 平面获得颅脑正中矢状面测量小脑蚓部小脑蚓部前后径、顶尾径、周长及面积

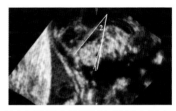

图 2-22　角度 1 为 BV 角显示小脑蚓部与脑干之间夹角，正常 5°左右；角度 2 为 BT 角为小脑幕与脑干之间夹角，正常 30°～35°左右

表 2-2 各孕周小脑蚓部前后径、顶尾径、周长及面积

孕周	前后径（mm）	顶尾径（mm）	周长（mm）	面积（cm²）
16（n=5）	5.4±0.74	5.8±0.73	17.6±1.75	0.26±0.12
17（n=9）	8.1±0.90	8.5±0.69	25.0±2.21	0.40±0.11
18（n=15）	9.1±0.78	10.1±0.97	31.5±1.87	0.63±0.10
19（n=12）	10.2±1.02	11.1±0.89	34.7±2.84	0.78±0.20
20（n=19）	10.6±0.71	11.8±0.66	38.0±2.46	0.89±0.14
21（n=25）	11.3±1.00	12.2±0.84	39.1±2.12	0.96±0.14
22（n=27）	12.0±0.97	12.7±0.74	41.9±2.25	1.08±0.15
23（n=32）	12.6±0.80	13.1±0.94	43.8±2.32	1.27±0.15
24（n=35）	13.8±0.93	14.1±0.90	47.3±2.25	1.40±0.15
25（n=35）	14.5±1.04	14.7±1.02	49.9±2.51	1.57±0.16
26（n=31）	14.9±0.95	16.1±1.27	53.9±2.44	1.70±0.19
27（n=20）	16.6±1.07	17.4±1.02	57.9±2.31	2.08±0.22
28（n=25）	17.5±1.32	18.4±1.41	61.1±3.39	2.36±0.20

孕周	前后径（mm）	顶尾径（mm）	周长（mm）	面积（cm²）
29（n=18）	17.9±1.17	19.8±1.54	63.4±2.46	2.55±0.25
30（n=15）	18.7±1.63	21.4±1.70	67.1±3.54	2.83±0.30
31（n=14）	19.9±1.30	22.5±1.52	70.6±2.95	3.00±0.27
32（n=16）	21.2±1.65	23.1±1.64	72.4±2.63	3.24±0.24
33（n=13）	21.4±1.77	23.5±1.71	74.7±2.74	3.31±0.26
34（n=10）	22.4±2.01	24.7±1.45	75.4±3.35	3.49±0.36
35（n=11）	23.0±1.53	25.3±1.57	77.7±2.34	3.63±0.28
36（n=14）	23.0±1.45	25.5±1.69	78.3±2.94	3.85±0.32
37（n=9）	22.2±1.54	25.4±1.79	80.8±5.04	4.20±0.51
38（n=10）	23.5±1.95	25.8±2.23	85.0±3.96	4.51±0.39
39（n=8）	23.9±2.23	25.8±2.40	86.6±4.44	4.84±0.50
40（n=7）	25.6±2.33	27.0±2.51	93.2±4.75	5.45±0.52
41（n=3）	28.2±3.67	28.7±3.93	94.2±5.31	5.96±0.68

一、Dandy-Walker 畸形

Dandy-Walker 畸形（Dandy-Walker malformation，DWM）表现为小脑蚓部完全或部分发育不全伴小脑延髓池扩大，小脑延髓池与扩张第四脑室相交通。小脑蚓部正中矢状切面上小脑蚓部面积明显缩小，结构异常，原裂及次裂不能显示，第四脑室扩张与增大的后颅窝池相通，BV 角明显增大，小脑幕上抬，BT 角明显增大（图 2-23）。

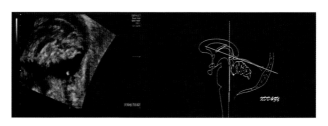

图 2-23　小脑蚓部面积明显缩小，第四脑室扩张与增大的后颅窝池相通，BV 角明显增大，小脑幕上抬，BT 角也明显增大

二、小脑蚓部发育不全（不良）

小脑蚓部发育不全（不良）是指小脑蚓部部

分发育不全或发育不良，后颅窝池正常或扩大，后颅窝池与扩张第四脑室相交通，其预后不确定。在正中矢状切面上，小脑蚓部形态不饱满，下蚓部变小变尖，原裂及次裂显示不清晰，蚓部面积测量值变小，低于第 5 百分位数。可伴有小脑蚓部上旋，第四脑室顶部变浅变平，与后颅窝池相通，BV 角增大，BT 角稍增大或正常（图 2-24）。

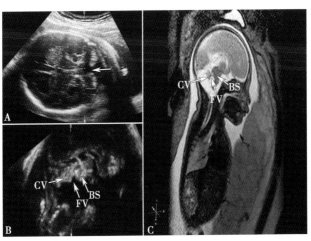

图 2-24　小脑蚓部发育不良的超声和 MRI 表现

A．二维超声小脑横切面图像：显示第四脑室与后颅窝池"锁孔"状相通，如箭头所示；B．小脑蚓部正中矢状切面：显示小脑蚓部形态不饱满，原裂及次裂显示不清，蚓部面积低于第 5 百分位数，下蚓部向上移位，BV 角增大，第四脑室顶部变平变浅，与后颅窝池相通；C．MRI T$_2$WI 正中矢状位图像：显示小脑蚓部形状不饱满，蚓部上旋，第四脑室顶部变平变浅，与后颅窝池相通，证实了超声诊断

CV：小脑蚓部；BS：脑干；FV：第四脑室

三、Blake 囊肿

Blake 囊肿是由于正中孔和第四脑室侧孔开孔异常（开孔延迟或开孔较小等）造成脑室压力异常，脑脊液聚集于 Blake 陷窝，其囊性增大从小脑蚓部下方向后颅窝池突出形成，小脑蚓部被囊肿挤压而上旋，小脑蚓部发育正常（图 2-25、图 2-26）。

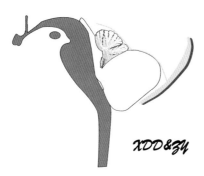

图 2-25　Blake 囊肿示意图

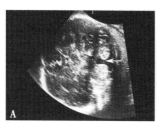
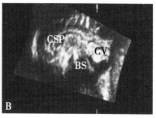

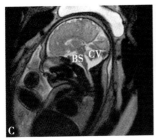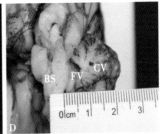

图 2-26　BPC 的超声和 MRI 表现

A. 二维超声小脑横切面：显示第四脑室与后颅窝池呈裂隙状相通，如箭头所示；B. 三维超声正中矢状切面：显示小脑蚓部形态饱满，大小正常，小脑蚓部上旋，BV 角增大，第四脑室顶部浅平；C. MRIT₂WI正中矢状位图像：显示小脑蚓部形态饱满，蚓部上旋，第四脑室顶部浅平，证实超声诊断；D. 引产后病理标本：显示蚓部各裂及叶发育完整，下蚓部离开脑干向上移位，第四脑室顶部浅平

CV: 小脑蚓部；BS: 脑干；CSP: 透明隔腔；FV: 第四脑室

四、Joubert 综合征

Joubert 综合征病理表现小脑蚓部发育不良或不发育，齿状核、脑桥基底核及延髓的神经核团发育不良（脑桥中脑连接部发育不良），锥体交叉几乎完全缺如，小脑上脚增粗、移位、变长。

【超声诊断】

横断面上见增厚延长的小脑上脚，增深拉长

的第四脑室、发育不良的小脑蚓部形成"臼齿征"，正中矢状位上小脑蚓部发育不良，第四脑室向上隆起，小脑上脚移位，几乎垂直于脑干（图 2-27、图 2-28）。小脑蚓部完全或部分缺如，致两侧小脑半球在中线部位紧密相邻而不相连，脑脊液进入其中而形成"裂隙征"。

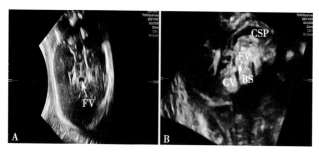

图 2-27 Joubert 综合征的超声表现

A. 头颅横切面显示第四脑室呈"蝙蝠翼"样；B. 头颅正中矢状切面显示小脑蚓部发育不良，第四脑室底部受拉上移

CV：小脑蚓部；BS：脑干；FV：第四脑室；CSP：透明隔腔

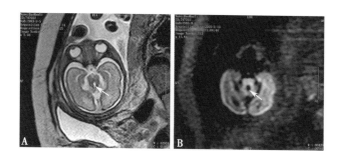

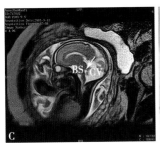 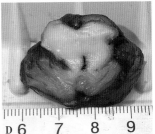

图 2-28　Joubert 综合征的 MRI 表现

A、B. MRI头颅横切面 T₂ 加权和弥散成像显示"臼齿征"；C. MRI头颅正中矢状切面显示：小脑蚓部发育不良，箭头为小脑上脚；D. 引产后标本示"臼齿"征

BS：脑干；CV：小脑蚓部

Dandy—Walker 综合征与 Joubert 综合征的鉴别点是：前者除了小脑蚓部发育不良外，第四脑室扩大并与囊性扩大的枕大池相通，小脑幕上移、小脑上脚和峡部无异常。

菱脑综合征与 Joubert 综合征的鉴别点是前者小脑蚓部缺失，且两侧小脑半球融合，因而无小脑半球间中线裂存在，呈"银杏叶征"。

小脑发育不良包括 3 种类型：①小脑发育不良：小脑结构正常但小脑横径小；②脑桥、小脑发育不良：小脑体积小且脑桥变平（图 2-29、图 2-30）；③小脑萎缩：小脑结构正常，但是妊娠最后 3 个月停止发育，除非在早期能明确小脑大小正常，否则与其他类型小脑发育不良无法鉴别。小脑的测量数据是评估小脑发育的重要指标，有研究发现小脑横径、前后径及上下径均随胎龄的增长呈直线增长趋势，其中横径与胎龄的相关性最强。

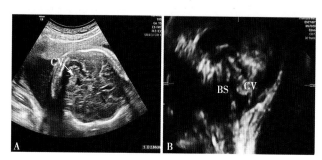

图 2-29　小脑测径减小，蚓部发育不良

A．小脑横切面显示小脑测径减小；B．小脑蚓部正中矢状切面显示小脑蚓部发育不良

CV：小脑蚓部；BS：脑干

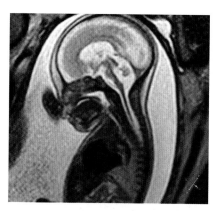

图 2-30　胎儿 MRI 显示胎儿脑桥、脑干及小脑蚓部发育不良

五、胎儿后颅窝疾病诊断思路与鉴别要点

小脑延髓池的变化是后颅窝疾病的重要间接征象（图2-31），一旦后颅窝消失，小脑呈现"香蕉征"，强烈提示神经管畸形和 Chiari Ⅱ畸形，开放性脊柱裂的可能性很大。后颅窝增宽，提示 Dandy-Walker 畸形、小脑发育不良和交通性脑积水的可能性。传统的后颅窝疾病诊断是在胎儿的小脑横切面上进行的。小脑横切面不能整体地评估小脑蚓部的发育情况，误诊率达85%。正中矢状切面是显示小脑蚓部的最佳平面，能够清晰显示小脑蚓部及其与第四脑室和颅后窝池的关系（图2-32），可以从蚓部及周围比邻组织形态、测量蚓部面积和测量 BV、BT角度三个方面对胎儿后颅窝疾病进行鉴别诊断（表2-3、表2-4）。注意！18周前，小脑蚓部发育未完成，故超声在孕18周前不宜评估后颅窝病变。

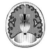 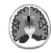 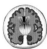 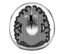

正常　　　　Dandy-Walker畸形　　小脑蚓部　　香蕉征（脊柱裂）
　　　　　　　　　　　　　　发育不良（不全）

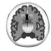 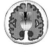 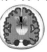

颅后窝增宽　　　Blake囊肿　　　倾斜度不正确
　　　　　　　　　　　　　　（太向第四脑室倾斜）

图 2-31　后颅窝及小脑各种情况横切面示意图

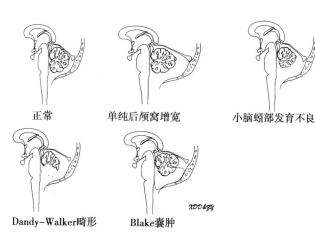

正常　　　　　　单纯后颅窝增宽　　　　　小脑蚓部发育不良

Dandy-Walker畸形　　Blake囊肿

图 2-32　颅后窝畸形正中矢状面鉴别图

表 2-3 后颅窝异常的超声检查鉴别要点

		DWM	小脑蚓部发育不全（不良）	BPC	MCM
小脑蚓部及周围组织形态	小脑蚓部形态	失常、上抬	下蚓部变尖、变细、蚓部上旋	饱满且上旋	饱满
	原裂、次裂	显示不清	模糊不清	清晰	清晰
	小脑幕	明显上抬	稍上抬	正常	正常
	第四脑室	囊状扩张	扩张，顶部浅、平	稍扩张，顶部变浅、变平	不扩张，顶部尖锐
	后颅窝池	≥10mm	<10mm	<10mm	≥10mm
	第四脑室与后颅窝池关系	相通	相通	相通	不相通
小脑蚓部面积测量值		远小于第 5 百分位数	小于第 5 百分位数	正常参考值区间	正常参考值区间
BV 角		明显增大	增大	增大	正常
BT 角		明显增大	稍增大或正常	正常	正常

表 2-4　产前诊断小脑疾病新的分类方法

疾病名称	主要表现
Dandy-Walker 畸形	第四脑室增宽并囊性扩张，小脑蚓部发育不良，小脑幕上抬
小脑蚓部发育不全	指蚓部部分缺失，剩余部分结构容积正常
小脑蚓部发育不良	蚓部结构正常但体积小
菱脑融合	小脑半球融合，蚓部不同程度发育不全
小脑发育不良	小脑结构正常，但小脑横径小
脑桥小脑发育不良	小脑体积小且脑桥变平
小脑萎缩	小脑结构均正常，但妊娠最后 3 个月停止发育，除早期胎肿小外，其他与小脑发育不良无法鉴别
颅后窝池增宽	颅后窝池增大（>10mm），但小脑结构正常
颅后窝蛛网膜囊肿	腔内的脑脊液与颅后窝池不相通
Blake 囊肿	第四脑室与颅后窝相通，蚓部发育正常，蚓部裂和第四脑室顶部也正常
单侧小脑损伤	因产前损伤（出血、梗死、感染）导致全部或部分小脑受损

第五节
胼胝体发育不良

胼胝体发育不良分为胼胝体完全发育不良（complete agenesis of corpus callosum，CACC）和胼胝体部分发育不全（partial agenesis of corpus callosum，PACC）两类，完全性缺失是指整个胼胝体的缺失，部分性缺失主要指胼胝体体部、压部的缺失。胼胝体发育不良的主要临床表现为精神分裂症、癫痫、痴呆、发育迟缓、视力下降等，且随着年龄的增长，智力发育迟缓表现越明显。

【超声诊断】

完全性胼胝体发育不良，犹如失去了胼胝体支架作用，脑回下陷呈放射状改变（图2-34），大脑半球间距增宽（大脑镰和大脑半球内侧缘形成三线征），第三脑室扩张上移，冠状切侧脑室前角分开呈"公牛角"（steer horn）样改变，横切面上侧脑室呈"泪滴状"扩张（前窄后宽）（图2-33），未探及透明隔腔。彩色多普勒或能量多普勒显示胎儿胼周动脉不同程度发育不良，胼周动脉因失去胼胝体的支持而下陷，失去正常弧形形态，血流可见明显异常。

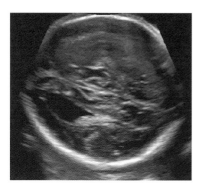

图 2-33　侧脑室扩张、无透明隔腔

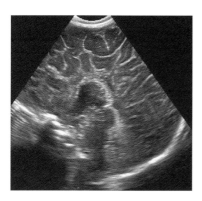

图 2-34　三维 C 平面胼胝体缺失，脑回呈放射状改变（箭头）

部分性胼胝体缺失产前超声较难诊断（视频 2-4），表现为侧脑室轻度扩张，透明隔腔仍存在或仅轻微变形，冠状切面和矢状切面仍可显示部分胼胝体，但缺失部分的胼胝体上的脑回可下陷呈放射状改变。

视频 2-4

部分胼胝体缺失

【经验点滴】

1．胼胝体 18～20 周发育完成，所以＜20 周不诊断胼胝体缺失；孕 34 周后，正常胎儿的透明隔腔可以不显示，不可以误诊为胼胝体缺失。

2．28.5% 胼胝体缺失合并其他颅内畸形（脑膨出、Dandy-Walker 畸形、前脑无裂畸形、视隔发育不良等）。

3．80% 以上胼胝体缺失合并胎儿染色体异常（多为 18- 三体和 13- 三体）。

4．正常成人中，1% 有胼胝体缺失，但不合并其他畸形，智力无障碍。

5．预后　胼胝体缺失如果合并其他畸形（例如：Dandy-Walker 畸形等）预后差，其他情况预后好。

第六节
全前脑及视 – 隔发育不全

前脑无裂畸形（holoprosencephaly）又称全前脑，是一种严重并罕见的中枢神经系统畸形，病死率极高，由于前脑完全或部分未分裂引起的一系列异常，包括脑部结构异常和由此而形成的面部发育异常。异常发生在孕第三周，大多数认为与染色体异常或基因突变有关。据统计，合并的畸形越多，染色体异常机会就越高。约55%全前脑合并染色体异常，最常见是 13- 三体综合征，也发生于 18- 三体综合征、15- 三体综合征。

分为无叶前脑无裂畸形（最严重）、半叶前脑无裂畸形（产前很难与无叶前脑无裂畸形相鉴别）、有叶的前脑无裂畸形（较轻）和中间变异型前脑无裂畸形（图 2-35）。

【超声诊断】

1. 无叶前脑无裂畸形 颅内结构显示为"四无、单、丘融"的特点即为：无胼胝体、无脑中线、无透明隔、无第三脑室、单一脑室腔、丘脑融合。面部畸形最常见于无叶前脑无裂畸形和半叶前脑无裂畸形，包括独眼、眼距过近、中央唇裂、喙鼻等。多数情况下，面部畸形的严重程度反映了脑部畸形的严重程度（图 2-36、图 2-37）。

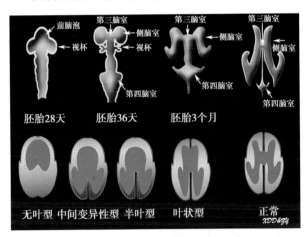

图 2-35　脑室胚胎发育及前脑无裂畸形分型示意图

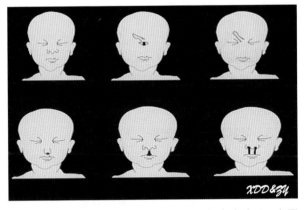

图 2-36　部分面部中线畸形示意图

2. 半叶前脑无裂畸形　颅内结构显示为"三无"即为：无第三脑室，无透明隔腔，无胼胝体，

颅前方为单个脑室腔，后方分为两个脑室腔，有部分脑中线，丘脑部分融合。颜面部常合并独眼、眼距过近、中央唇裂、喙鼻等（图 2-38）。

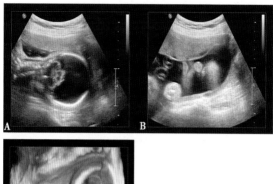

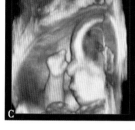

图 2-37 全前脑

A. 无叶型全前脑；B. 喙鼻；C. 喙鼻三维图像

3. 叶状前脑无裂畸形 无透明隔腔，侧脑室前角融合，体部及后角可能扩张；侧脑室前角与第三脑室之间交通扩张，胼胝体可能缺失、发育不良或存在，大脑半球几乎完全分开，无明显面部异常，可有部分脑中线（图 2-39）。

4. 中间变异型前脑无裂畸形 侧脑室体部融合，前、后角发育大体正常。

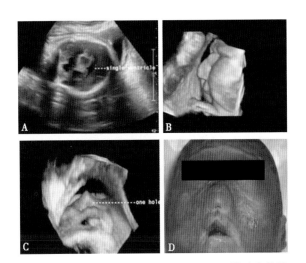

图 2-38 半叶全前脑

A. 二维超声单一原始脑室；B. 三维超声显示鼻子形态异常；

C. 三维超声显示单鼻孔；D. 引产后显示单鼻孔

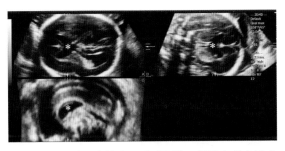

图 2-39 叶状全前脑无透明隔腔，侧脑室前角融合
（＊），体部及后角扩张

【经验点滴】

1. 前脑无裂畸形主要表现以颅内改变及颜面部畸形为特征，其诊断思路见图 2-40。

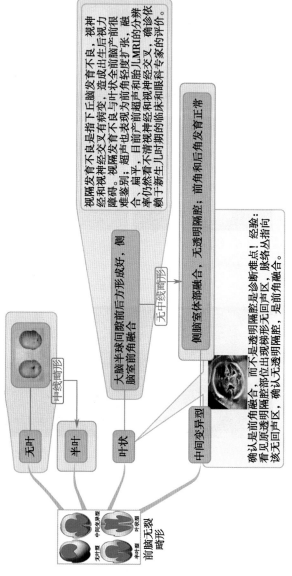

视隔发育不良是指下丘脑发育不良、视神经和视神经交叉有病变，造成出生后视力障碍。视隔发育不良与前脑产前很难鉴别；超声也表现为前角穹隆扩张，融合、扁平，目前产前超声和胎儿MRI的分辨率仍然看不清视神经和视神经交叉，确诊依赖于新生儿时期的临床和眼科专家的评价。

大脑半球间隙前方形成好，侧脑室前角融合

无中线畸形

侧脑室体部融合，无透明隔腔；前角和后角发育正常

确认是前角融合，而不是透明隔腔！经验：看见透明隔腔部位出现梯形无回声区，脉络丛指向该无回声区，确认无透明隔腔，是前角融合。

无中线畸形

中线畸形

无叶

半叶

叶状

中间变异型

前脑无裂畸形

无叶型　中间变异型

半叶型　叶状型

图 2-40　前脑无裂畸形特征思维导图

2．鉴别诊断主要考虑与脑积水、脑中线上的缺损（视隔发育不良、积水性无脑畸形、孔洞脑）相鉴别。脑中线消失和丘脑融合应该考虑前脑无裂畸形（全前脑）。

3．叶状全前脑其侧脑室前角融合注意要和正常透明隔腔相鉴别（见图 2-40，视频 2-5)。

▶ 视频 2-5

透明隔腔浑浊鉴别思路

4．全前脑可以是孤立存在的畸形，也可以在单基因病时合并其他畸形，如 Smith-Lemli-Opitz 综合征。

第七节
积水性无脑畸形

积水性无脑畸形（hydranencephaly）：双侧大脑半球大面积病变，大脑组织被大量脑脊液取代，有部分脑中线。脑干和小脑通常保存完好。大多数患有积水性无脑畸形的胎儿于出生时死亡。研究者认为本病是由于颈内动脉阻塞引起的

（通过结扎两个颈动脉，猴子也可发生类似的脑损伤）。积水性无脑畸形相关综合征有：①家族性积水性无脑畸形；②13-三体综合征；③福勒氏综合征（Fowler syndrome）。

【超声诊断】

积水性无脑畸形的超声特征如下：

1．正常大小的颅骨或巨头，颅骨正常形成，颅腔内充满液体，脑干以上大脑组织缺如，枕叶可能部分保存（图 2-41）。

2．脑中线部分存在、中脑和基底神经节正常、丘脑正常且没有融合，小脑完整，蚓部正常

3．羊水过多。

4．有报道，最早可在妊娠 12 周诊断。

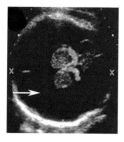

图 2-41　积水性无脑畸形（粗箭头）
胎儿颅内大脑组织被无回声区代替

【经验点滴】

积水性无脑畸形脑组织破坏严重，预后非常差，需与以下疾病鉴别：

1. 严重脑积水 脑室全部扩张，大脑组织被压向颅骨（图 2-42A）。

2. 前脑无裂畸形 丘脑融合，无脑中线（图 2-42B）。

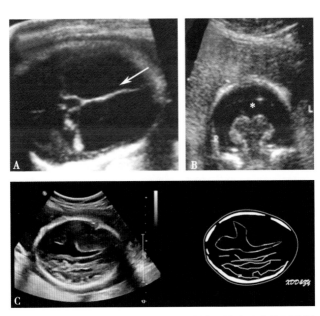

图 2-42 积水性无脑畸形的鉴别诊断

A. 脑积水（细箭头）：双侧侧脑室扩张，第三脑室扩张；

B. 无叶型前脑无裂畸形(＊)：无脑组织、脑中线、无脑室结构；

C. 脑裂畸形：大脑半球实质内异常裂隙，裂隙一端通向脑室，另一端通向蛛网膜下腔

3. 脑裂畸形 表现为大脑半球实质内的异常裂隙，裂隙的两侧是脑实质，裂隙内充满脑脊

液；裂隙一端通向脑室，与室管膜表面相延续，另一端通向蛛网膜下腔，与软脑膜相连。合并畸形包括脑室增大、多脑回畸形、灰质异位、胼胝体发育不全和视 - 隔发育不良等（图 2-42C）。

（邓学东　张丽丽　杨　忠）

第三章

胎儿颜面部异常

第一节
胎儿颜面部超声扫查常用切面

产前二维超声可以对胎儿颜面部进行矢状、冠状及横切面扫查，这些平面对胎儿颜面部的显示与观察非常重要，每个切面均从不同方面提供胎儿面部的信息。产前三维超声对胎儿颜面部成像见视频 3-1。

 视频 3-1

产前三维超声对胎儿颜面部成像

一、冠状切面

1. 鼻唇冠状切面 声束通过鼻，上、下唇及颏部，可显示鼻的外形、双侧鼻孔、鼻翼、鼻柱、上唇及人中、颏部（图 3-1）。

2. 鼻后三角（retronasal triangle，RNT）平面 上述平面略向后移动即可获得此平面。RNT 为等边三角形（图 3-2），顶点代表两侧鼻骨、两条腰代表左右上颌骨额支、底边代表原发腭，如底边连续性不完整，应怀疑为原发腭裂。

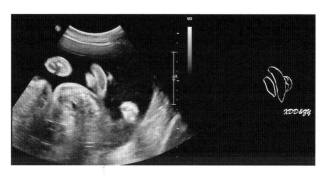

图 3-1　鼻唇冠状切面

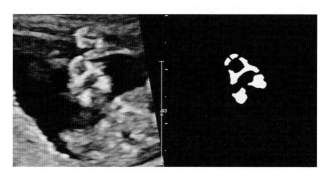

图 3-2　鼻后三角平面

3. 双眼球冠状切面　声束继续向后平行移动可显示双侧眼球及其内的晶状体，晶状体呈圆形无回声暗区（图 3-3）。

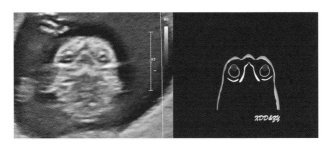

图 3-3　双眼球冠状切面

4. 耳廓水平冠状切面　声束通过耳部，显示外耳位置（图 3-4A、B），这是判断耳位高低的重要切面。

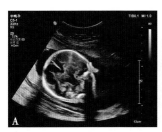
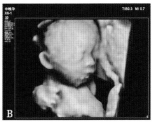

图 3-4　耳廓二维及三维超声图像
A. 产前二维超声冠状切面示外耳轮廓呈弧形；B. 三维超声表面成像模式示胎儿右耳

二、矢状切面

1. 正中矢状切面　声束通过胎儿鼻尖处作矢状扫查可获得此切面，此切面上胎儿颜面部表现为有一定曲度的平滑曲线，从上至下依次显示前额、鼻、上唇、上颌、口、下唇、下颌及其深部的骨性结构（图 3-5）。

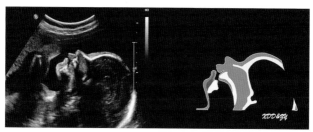

图 3-5　面部正中矢状切面

2. 眼面矢状切面　正中矢状切面的声束略向外侧平行移动即可获此切面。可显示额骨、眼眶、眼球、颧骨、面颊、上颌骨及下颌骨等结构。

3. 外耳矢状切面　继续向外侧移动探头，可显示外耳的大小、轮廓及形态等（图 3-6）。晚期妊娠时胎儿耳轮、耳甲、耳屏、耳垂等能清晰显示。

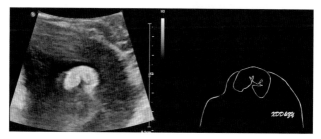

图 3-6　外耳矢状切面

三、横切面

1. 双眼球横切面 是进行胎儿颜面部横断扫查的基准切面。声束通过双侧眼球横切胎儿头部即可获得（图3-7），可同时显示双侧晶状体及眼球，双侧眼球大小基本相等。在此平面上测量眶间距。

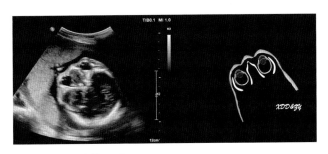

图3-7　双眼球横切面

2. 双鼻孔横切面 声束继续向下平行移动，可显示双侧圆形鼻孔呈小圆点状无回声，左右对称，大小相等，两者之间有鼻柱分隔，其后方可见上唇根部。

3. 上牙槽突横切面 声束继续向下平行移动，显示上牙槽突时即为此切面，可显示前方上唇呈带状中等回声，上唇后方可见上牙槽突，内外表面呈弧形强回声带，内部可显示排列整齐的低回声乳牙（图 3-8）。

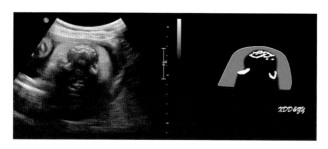

图 3-8 上牙槽突横切面

4. 下唇及下颌骨横切面　可显示下唇呈弧形带状中等回声，唇连续，平整光滑，后方为下颌骨的牙槽突，牙槽突内外表面呈弧形强回声带，内部为排列整齐、左右对称的低回声乳牙（图 3-9）。

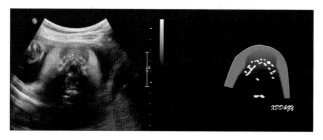

图 3-9 下牙槽突横切面

第二节
眼部畸形

一、无眼、小眼畸形

（一）无眼畸形

无眼畸形主要特征是眼球缺如、眼眶缩小或缺如、眼睑闭锁、眼区下陷。

【超声表现】

无眼畸形超声图像特点：双眼水平横切面及冠状切面上一侧或双侧眼眶及眼球不能显示。在横切面上相当于眼眶部位仅显示一浅凹状弧形强回声。

（二）小眼畸形

小眼畸形是指眼眶先天性狭小，主要特征是眼球及眼眶明显缩小、眼裂缩小，又称先天性小眼球。

【超声表现】

单侧小眼畸形表现为病变侧眼眶及眼球明显小于健侧，在双眼横切面上明显不对称（图3-10）；双侧小眼畸形表现为双侧眼眶及眼球明显缩小。此时眼距相对增大，两眼眶直径明显小于眶间距

（图 3-11）。但轻度小眼畸形产前诊断十分困难。

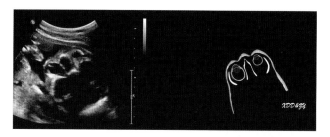

图 3-10　单侧小眼畸形

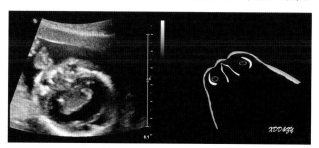

图 3-11　双侧小眼畸形

【经验点滴】

有时无眼畸形在横切面上相当于眼眶部位超声能显示一小的无回声，此时，与小眼畸形很难区别。

二、白内障

白内障是指晶状体内出现云雾状病变，我国儿童白内障发病率为 0.05%。可单眼或双眼发病，先天性白内障的原因可为遗传性（占 1/3）、环境因素导致（占 1/3）及原因不明（占 1/3）。

【超声表现】

白内障在超声图像上表现为晶状体内出现强回声（图 3-12）。在绝大部分病例中，白内障仅仅是多发畸形及综合征的一个表现，或者与先天性感染有关。

【经验点滴】

先天性白内障在胎儿期超声诊断较为困难，主要根据胎儿眼球晶状体的回声来判断，但是胎儿眼部的超声检查需注意辐射剂量小（热指数在 0.2 以下），并遵循 ALARA 原则，检查时间尽量短。建议慎重诊断，仅当晶状体回声明显增强时才可作出提示。

先天性白内障主要通过摘除晶状体来治疗。预后主要取决于其合并畸形。

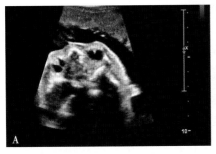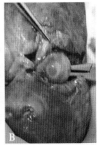

图 3-12 胎儿白内障超声图及引产后大体标本图

A．二维超声示胎儿左侧晶状体回声增强；B．引产后大体标本示晶状体混浊

三、眼距过宽

眼距过宽是指两眼眶距离大于正常。胚胎发育早期，双眼位于原始面部的两侧，两眼相距甚远，并朝向外侧，随着脑的发育和颜面部的形成，两眼开始逐渐相互靠近并转向前方。如果这一发育过程发生障碍，则会导致眼距过宽。

【超声表现】

在双眼球超声横切面上测量眶间距。眼距过宽诊断标准为眼内距超过正常预测值的第 95 百分位数或眶内距／眶外距＞1/3（图 3-13）。

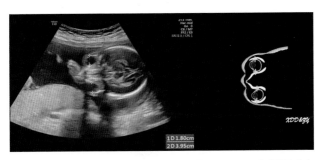

图 3-13　眶内距／眶外距＞1/3，为眼距过宽

【经验点滴】

眼距过宽可以单独出现，也可以是遗传综合

征及多发畸形的表现之一。大多数 21- 三体综合征患儿眼距增宽。前额部脑或脑膜膨出时可引起眼距过宽，此时超声可检出前额部囊性或囊实性包块，包块内容物为脑膜、脑脊液或脑组织，同时可显示相应部位颅骨缺失。当超声检出眼距过宽伴有唇、腭裂时，应高度怀疑中部面裂综合征，此时应仔细辨认唇裂类型、鼻的形态及鼻孔间距离。当然，正常胎儿及儿童眼距可以略增宽。

四、眼距过近

眼距过近，顾名思义就是指两眼眶距离小于正常。眼距过近往往发生在严重的畸形病例，如全前脑（图 3-14）。常合并某些染色体异常、小头畸形、Williams 综合征、母亲苯丙酮尿症、强直性肌营养不良时，也可有胎儿眼距过近。

【超声表现】

眼距过近的诊断标准是眼内距及眼外距均低于正常孕周的第 5 百分位数（图 3-15）。

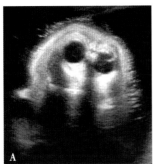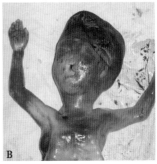

图 3-14　眼距过近超声图及引产后大体标本图
A．二维超声示双侧眼眶距离过近；B．引产后大体标
本示眼距过近及唇腭裂

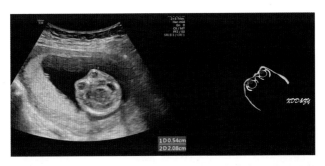

图 3-15　二维超声显示眼距过近

【经验点滴】

眼距过宽或眼距过近时应仔细扫查胎儿其他
部位，尤其是颜面部和颅内结构，在没有发现其
他部位异常时，轻度的眼距过宽或过近可以是正
常的，因此眼距过宽或眼距过近需结合其他情况
综合判断。

第三节
鼻畸形

一、喙鼻、无鼻、单鼻孔、鼻骨骨化不全

（一）喙鼻

鼻部未见正常的鼻结构，仅见一软组织样结构位于面部，无鼻孔，主要位于前额，常见于全前脑。

【超声表现】

喙鼻的鼻仅为一实性结节，无鼻梁、鼻尖和鼻孔，有时位于独眼的上方（图3-16）。

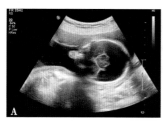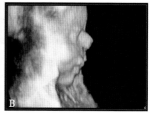

图 3-16 喙鼻产前二维及三维超声声像图
A. 产前二维超声眼眶横切面示双侧眼距过近、双侧眼眶之间前方见一条状回声；B. 产前三维超声表面成像示胎儿眼眶水平见一实性结节，正常鼻位置未见鼻、鼻梁及鼻孔

【经验点滴】

喙鼻的发生与孕第 7 周末之前胚胎发育受损所致的中线结构发育异常有关，常合并前脑无裂畸形、独眼畸形等，当超声发现胎儿面部畸形时，应仔细检查胎儿的中枢神经系统。需进行遗传学检测，以明确有无染色体异常或微缺失、微重复综合征等。

（二）无鼻

鼻部未见正常鼻结构，双眼下方无任何软组织。胚胎时期额鼻窦未发育或发育不全可导致无鼻畸形，常伴鼻腔、鼻窦等缺如。

【超声表现】

无鼻的超声图像是在双眼下方、唇上方扫查不到鼻骨及鼻部软组织回声（图 3-17）。

【经验点滴】

无鼻畸形常合并中线结构异常，如前脑无裂畸形、小眼畸形、后鼻孔闭锁、腭裂、脐膨出、隐睾、羊水过多等，亦可能合并性腺功能减退。部分可由遗传学异常（如染色体异常、微缺失综合征等）引起，但大部分为特发性的。遗传咨询时建议遗传学检测及促性腺激素检查，出生后需气管插管及相关耳鼻喉科、美容外科手术。

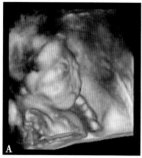
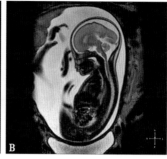
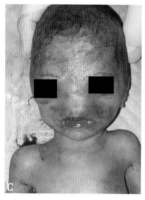

图 3-17　产前超声、胎儿 MRI 诊断为无鼻畸形，引产后大体标本证实

A. 三维超声成像示鼻部未见正常鼻回声；B. 胎儿 MRI 示鼻部未见正常鼻结构；C. 引产后大体标本示胎儿鼻部无正常鼻结构

（三）单鼻孔

鼻部可见异常鼻结构，形态比正常结构小，仅见一个鼻孔。

【超声表现】

单鼻孔仅显示一个鼻孔声像。利用三维超声

成像，可以使其更形象（见图 2-38）。

【经验点滴】

单鼻孔常出现于无叶前脑无裂畸形中，并常合并其他畸形。怀疑单鼻孔时应进行多切面扫查，包括鼻唇冠状切面、横切面及矢状切面扫查，以免误诊。

外鼻畸形常合并其他面部严重畸形、脑部畸形及其他系统的严重畸形，与微缺失、微重复综合征亦有关。

（四）鼻骨骨化不全

鼻骨的骨基质钙质沉着异常，可全部骨化不全或单侧骨化不全。

【超声表现】

胎儿面部正中矢状切面及冠状切面均未见鼻骨回声或单侧鼻骨短小（图 3-18、图 3-19）。

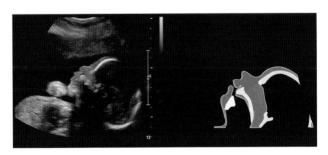

图 3-18　胎儿面部正中矢状切面未见鼻骨回声

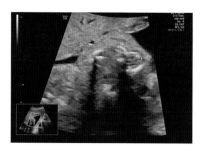

图 3-19 胎儿面部冠状切面示一侧鼻骨短小、另一侧
鼻骨骨化不全

【经验点滴】

鼻骨骨化不全时应高度警惕染色体异常,尤
其是唐氏综合征。

二、鼻泪管囊肿

鼻泪管囊肿是由于鼻泪管远端堵塞形成的
囊肿。

【超声表现】

胎儿内眦下方即眼眶内下方单侧或双侧圆形
或类圆形无回声区,边界清,壁较光滑,内透声
好(图 3-20),部分囊肿内可出现高回声,为分
泌物沉积所致。

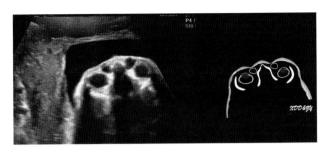

图 3-20　胎儿双侧内眦下方见类圆形无回声区，
边界清，壁较光滑，内透声好

【鉴别诊断】

鼻泪管囊肿需与以下疾病鉴别：

1. 额鼻部脑膜膨出　为颅骨缺损、脑膜和部分脑组织疝入鼻腔，超声表现为眼距增宽、颅骨骨化不全，常合并面部中线畸形如无眼畸形、鼻骨缺失、唇腭裂等及中枢神经系统畸形如脑积水、胼胝体发育不良、小头畸形等，多数预后不良。

2. 眼眶内皮样囊肿　在胚胎发育过程中，表皮组织碎片陷入眶骨缝隙内，少数胚胎性上皮持续性生长，在眼眶内形成囊肿。肿瘤组织胚胎来源多样，囊内如为单一液体时超声表现为无回声区，较难与鼻泪管囊肿鉴别，但眼眶内皮样囊肿多发生于眼眶颞侧或鼻侧上方，而鼻泪管囊肿多发生于眼眶鼻侧下方。如眼眶内皮样囊肿内存在毛发、皮脂等，超声可见强回声团或钙化灶，后方伴声影，较容易鉴别。

【经验点滴】

单纯鼻泪管囊肿预后较好，大部分患儿都能自愈，文献报道1岁之前的自愈率大约为74%，未能自愈的手术治疗疗效亦较好。故产前超声诊断出胎儿鼻泪管囊肿时，一般不需要对其进行干预治疗，亦不应造成孕妇及家属的恐慌与担忧。

第四节
唇、腭裂

唇裂与腭裂是胎儿颜面部最常见的先天畸形，是由于胚胎发育5～11周时上颌突、额鼻突融合障碍及外侧腭突、正中腭突融合障碍所致。发生在唇部为唇裂，发生在腭部为腭裂，两者常并发。一般唇裂、唇腭裂、腭裂的比例约为1：2：1。病因常为多因素的，与遗传或环境因素有关。遗传因素所致的唇裂、腭裂有家族发病倾向，主要为多基因遗传。

【病理分型】

1. 单纯唇裂 又可分为单侧唇裂和双侧唇裂。

2. 单侧唇裂伴上牙槽突裂或腭裂。

3. 双侧唇裂伴上牙槽突裂或腭裂。

4. 正中唇腭裂 常发生于全前脑与中部面裂综合征，唇中部、上腭中部缺失，裂口宽大，鼻发育异常。

5. 不规则唇裂 与羊膜带综合征有关。除唇裂外，常伴有其他部位的严重异常，如腹裂、肢体缺失、脑膨出等。

6. 单纯腭裂 可分为单侧与双侧腭裂。

【超声诊断】

1. 单纯唇裂 可以在冠状切面上得到最佳显示，表现为一侧或双侧上唇连续性中断，并可延伸达鼻孔，引起受累侧鼻孔变形、塌陷（图 3-21）。

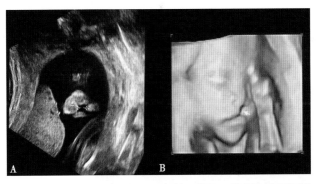

图 3-21　产前二维及三维超声提示唇裂

A．产前二维超声示上唇连续性中断；B．产前三维超声表面成像示单侧唇裂，鼻孔塌陷

2. 单侧唇裂合并上牙槽突裂或腭裂　除上述唇裂征象外，在横切面上可显示上牙槽突回声连续性中断，正常弧形消失，呈"错位"征（视频 3-2）；矢状切面上可显示腭连续性中断，鼻腔与口腔相通，可看到舌在鼻腔内运动（视频 3-3）；亦可使用三维超声新技术显示唇裂合并腭裂（图 3-22）。

▶ 视频 3-2

横切面示上牙槽突裂动态图

▶ 视频 3-3

矢状切面上示鼻腔与口腔相通及舌运动动态图

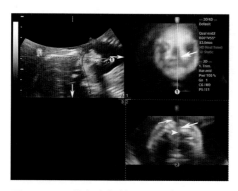

图 3-22　三维超声新技术显示单侧唇裂伴腭裂
细箭头示唇裂、粗箭头示上牙槽突裂、箭号示继发腭裂

3. 双侧唇裂合并上牙槽突裂或完全腭裂 在矢状切面上可显示上唇和腭中部的向前突出部分，即所谓的上颌骨假瘤（图 3-23），主要是由于前颌突牙槽骨与牙龈及上唇中部软组织过度生长所致，常在鼻的下方形成一较大的强回声团块。

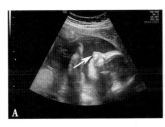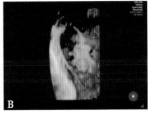

图 3-23　产前二维超声及三维超声示上颌骨假瘤

A．颜面部正中矢状切面产前二维超声示上颌前突、上颌连续性中断；B．产前三维超声表面成像示颌骨前突

4. 单纯不完全腭裂（不伴唇裂和牙槽裂） 超声诊断较困难。

【经验点滴】

单纯的唇裂或轻度腭裂可以在出生后进行修补，预后较好。但唇、腭裂常合并其他畸形，应仔细扫查及综合判断。Di George 综合征常表现为唇裂，同时还有胸腺的缺如，因此在观察到唇裂的同时应注意对胎儿的胸腺进行仔细扫查。

第五节
下颌异常

一、小下颌

小下颌（micrognathia）是指下颌骨小，下颌退缩，下唇较上唇位置更后。小下颌畸形常伴发于许多染色体异常（如 18- 三体综合征）、综合征和骨骼系统发育不良性疾病中，常伴有胎儿其他结构或系统畸形，如小耳畸形、短肢畸形等。

【超声诊断】

在胎儿面部正中矢状切面上，通过主观目测下颌小且后缩、下唇较上唇明显后移来诊断。正中矢状切面上，面部曲线失常，正常呈 "S" 形或反 "S" 形，而小下颌由于下颌骨小，下颌明显后缩，下唇后移，使曲线变为一圆弧形（图 3-24）。近来有研究报道可通过测量下颌面部角（inferior facial angle，IFA）来诊断小下颌。在胎儿面部正中矢状切面上，于鼻根处垂直前额额骨画一条直线，另一条直线为下颌最突出点与最突出的上唇或下唇之间的连线，两线间的夹角即为IFA（图 3-25）。IFA 正常值≥50°，以 50°

为界，小下颌检出率为 100%，假阳性率 1.1%。

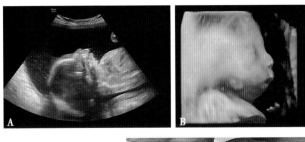

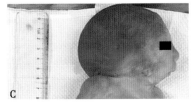

图 3-24　产前二维及三维超声提示小下颌，引产后大
体标本证实

A．产前二维超声示面部 "S" 形轮廓消失、小下颌；
B．三维超声示小下颌；C．引产后大体标本示小下颌

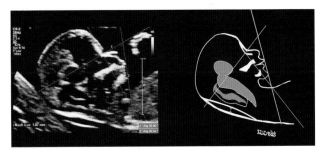

图 3-25　IFA 测量示意图

IFA：下颌面部角

【经验点滴】

小下颌易伴发其他结构畸形及染色体异常，由于下颌严重后缩，胎舌阻碍上颌骨与口腔之间的空间，出生后易导致新生儿呼吸窘迫综合征乃至窒息，严重者可致新生儿死亡，因此产前超声准确诊断小下颌具有非常重要的临床意义。产前超声可通过主观目测法诊断严重的小下颌，但对于轻度小下颌，需通过颜面角度、下颌骨长度等定量参数进行诊断，以免漏诊。小下颌常与18-三体综合征、肢体屈曲综合征、短肋多指综合征、Treacher-Collins 综合征及 Pierre-Robin 综合征等有关，故需对胎儿进行仔细扫查，并进行遗传学检测。

二、无下颌并耳畸形

无下颌并耳畸形（otocephaly）又称为无颌畸形（agnathia），是一种罕见的严重复杂畸形，发病率为 1/7 000。表现为下颌骨缺失、小口、无舌，双侧耳位低并融合在一起。因出生后呼吸道通气障碍，所以为致死性畸形，预后极差。无下颌并耳畸形是由于第一鳃弓发育受阻、上颌突间叶细胞移行失败和下颌突发育停止所致，现有研究认为基因 *OTX2*（位于 2 号染色体）和

PRRX1 与无下颌并耳畸形有关。

【超声诊断】

胎儿颜面部正中矢状切面不能显示下颌回声；头颈部冠状切面示双耳耳位低，下降至颈前；鼻口冠状切面示小口、颌关节运动不能（图 3-26，图 3-27）。常合并羊水过多、小胃泡或无胃泡。三维超声表面成像有利于无下颌并耳畸形的诊断。

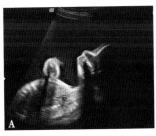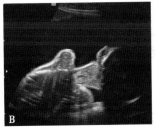

图 3-26　产前二维超声提示无下颌并耳畸形

A. 颜面部正中矢状切面不能显示下颌；B. 头颈冠状切面显示耳位低，下降至颈部

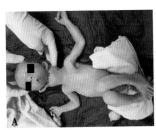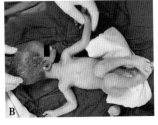

图 3-27　引产后大体标本证实为无下颌并耳畸形

A. 正面照示双侧耳位低、下移至颈部；B. 侧面照示耳下降至颈部、无下颌

【经验点滴】

无下颌并耳畸形常并发羊水过多、小胃泡或无胃泡，常合并前脑无裂畸形、独眼或突眼、唇腭裂、肾发育不良及心脏畸形等。预后是致死性的，一旦发现必须终止妊娠。再发率没有规律。

需与 Treacher-Collins 综合征（下颌面骨发育不全综合征，鸟面综合征）相鉴别。后者由 *fred* 基因突变所致，特征为严重的小下颌畸形和耳朵畸形，腭裂、下颌发育不全，但是不存在无下颌畸形。

第六节
耳畸形

小耳畸形是指耳廓发育不全、形态明显异常，常伴外耳道闭锁及中耳畸形。常合并存在于许多综合征中，如：Treacher-Collins 综合征、眼 - 耳 - 脊椎综合征（facia-auriculo-vertebral syndrome）、耳聋 - 甲状腺综合征，耳 - 腭 - 指/趾综合征等。

【超声诊断】

小耳畸形表现为正常耳形态消失，代之以团状、点状或形态明显异常的软组织回声（图 3-28），常伴外耳道缺如。

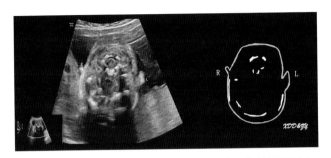

图 3-28　横切面上显示左外耳正常，右外耳明显小，

且形态失常呈条状

【经验点滴】

胎儿外耳的超声显示受孕周，胎儿体位，羊水多少，肢体、脐带、胎盘等物遮挡的影响，故目前国内、国外产前超声检查指南均未要求常规产前扫查胎儿外耳。产前超声对外耳畸形的漏诊率较高，故在条件允许的情况下应尽量观察胎儿外耳的形状、大小及位置。应注意，21-、18-、13- 三体综合征等遗传性疾病多伴发外耳畸形或耳发育异常。

第七节
舌血管瘤

血管瘤（hemangioma）是人类常见的出生缺陷，多为良性，可发生在身体的许多部位。面部、颈部血管瘤可发生于皮肤、颊部，也可发生于舌部。

【超声诊断】

超声表现为胎儿口腔内混合性肿块，肿块明显突出于口腔，可随吞咽有轻微运动，下唇及下颌明显受压，口内未见正常形态的舌。彩色多普勒超声可显示肿块内有彩色血流信号（图 3-29），可能为动静脉瘘。

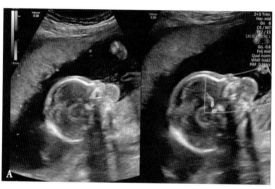

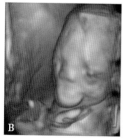

图 3-29　胎儿口腔内混合性肿块

A．二维超声示肿块明显突出于口腔外，CDFI 示肿块内有彩色血流信号；B．三维超声示肿块明显突出于口腔外

CDFI：彩色多普勒血流显像

【经验点滴】

舌血管瘤需与以下疾病鉴别:

1. 巨舌 舌体大,回声与正常舌组织一致,影响吞咽与呼吸(视频 3-4)。

2. 舌畸胎瘤 舌部肿块呈混合性回声,但彩色多普勒超声示其内血流信号不丰富。

 视频 3-4

巨舌动态图

(姜小力　王珍琦　殷林亮)

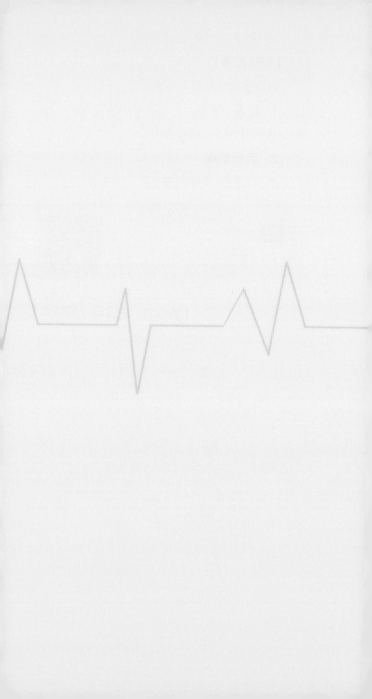

第四章

胎儿胸腔畸形

04章

第一节
胎儿胸腔畸形诊断思路

胎儿胸腔异常的诊断主要是以心脏四腔观为基础，根据胎儿胸腔异常的位置及回声差异进行分类。

正常胎儿胸腔见图 4-1 A，胎儿胸腔畸形及异常阐述如下：

一、单侧、无回声区的畸形

先天性膈疝，左侧（图 4-1 D）；肺囊腺瘤Ⅰ型，大泡型（图 4-1 F）；Ⅱ型，小泡型（图 4-1 G）单侧胸腔积液（胸膜渗出）（图 4-1 C）。

二、单侧、强回声的畸形

肺囊腺瘤Ⅲ型，实性（图 4-1 H）；隔离肺（图 4-1 Ⅰ、J）；先天性膈疝，右侧（图 4-1 E）；肿瘤。

三、双侧、强回声的畸形

喉闭锁（图 4-1 K）；肺囊腺瘤Ⅲ型，实性

（图 4-1 H）。

四、双侧、无回声的畸形

双侧胸腔积液（胸膜渗出）（图 4-1 B）。

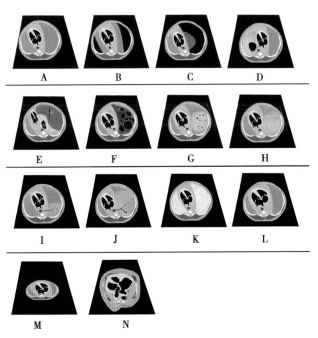

图 4-1　胎儿胸腔畸形及异常各型总结，根据其偏侧
性（单侧 vs. 双侧），产生回声性（液性 vs. 实性）
A. 正常胸腔；B. 胸腔积液，双侧；C. 胸腔积液，单侧；
D. 先天性膈疝，左侧；E. 先天性膈疝，右侧；F. 肺囊腺
瘤Ⅰ型，大泡型；G. 肺囊腺瘤Ⅱ型，小泡型；H. 肺囊腺
瘤Ⅲ型，微泡型 / 实性；Ⅰ、J. 隔离肺；K. 喉闭锁；L. 心脏扩大；
M. 胸腔发育不良；N. 双肺发育不良

五、中央、无回声的畸形

先天性膈疝的左后外侧亚型（bochdalek 型）（图 4-1 D）；肺动脉瓣缺如综合征。

六、中央、强回声畸形

纵隔肿瘤。

七、胎儿心胸比增大

1. 心脏增大　孤立的心脏扩大（图 4-1 L）。

2. 胸腔发育不良　骨发育不良中的胸廓发育不良（图 4-1 M）；原发性肺组织发育不良（图 4-1 N）。

第二节
胎儿胸腔正常解剖结构及超声检查切面

一、检查时间

中孕期（孕 25～26 周前）为佳，晚孕期则可以检出一些中孕期未能发现的胸腔畸形，也可以对胸腔异常的病例进行随访。

二、超声观察方法及扫查平面

1. 心脏四腔观（图4-2 A） 该平面是评估胎儿心脏及肺部解剖的基础平面。

2. 三血管切面（图4-2 B） 此切面能显示胸腺及其与大血管的毗邻关系。

从第二孕期末开始，胸腺进行性增大明显，较易识别，表现为胸骨后方、大血管前方的略圆实性回声。与周边肺组织相比，胸腺回声偏低，两者的一个明显的鉴别点是：胸腺位于心脏顶部，随心脏搏动而搏动。大血管、气管和不易显示的食管位于胸腺后方、胸椎前方。

3. 右侧旁矢状切面（图4-2 C） 该切面可完整显示右肺，而不显示位于左侧胸腔内的心脏，同时可以显示位于右肺下方的低回声横膈。扫查横膈，一定要注意其完整性以排除膈疝。另外还需注意胎儿胸、腹腔的比例是否适当，有无腹部异常膨隆或胸廓异常塌陷，有助于检出致死性骨发育不良即严重胸廓发育不良。

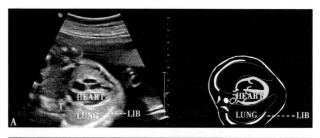

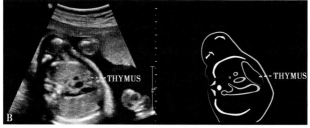

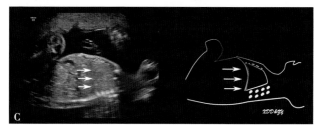

图 4-2 胎儿胸腔超声观察方法及扫查平面

A. 心脏四腔观：两侧肺组织呈实性、均质、偏强回声环绕心脏，周边两根完整肋骨和一个胸椎，外围软组织及皮肤层；

B. 三血管切面：胸骨后方、三血管前方的低回声区为胸腺；

C. 右侧旁矢状切面：显示位于右肺下方的横膈。横膈呈低回声弧线形，凸向胸腔

HEART：心脏；LUNG：肺；T：胸椎；LIB：肋骨；THYMUS：胸腺；箭头：横膈低回声影

第三节
主要胎儿胸腔畸形及异常的超声表现

一、先天性膈疝

先天性膈疝（congenital diaphragmatic hernia，CDH）是由于横膈的发育缺陷导致腹腔内容物疝入胸腔，根据缺损部位分为胸腹裂孔疝、胸骨后疝和食管裂孔疝。CDH 多发生在左后外侧，约占 75%～85%，右侧约占 10%～15%，双侧占 3%～4%。

【超声诊断】

由于超声评价整个横膈的完整性仍较困难，因此多数 CDH 是通过检测出异常位于胸腔内的胃泡和 / 或其他腹腔内容物、以及心脏、纵隔的移位，来间接诊断的。腹腔内容物疝入胸腔通常可以在心脏四腔观探查到。

1. 左后外侧 CDH（图 4-3）

（1）心脏四腔观上显示胃泡是左后外侧 CDH 较为常见且易于发现的一种超声特征。胃泡位于左侧胸腔或纵隔区域，多数病例胃泡旁还可见少量回肠回声，同时，心脏及纵隔向对侧推移。

极罕见的情况下，脾脏和 / 或肝左叶也疝入胸腔。

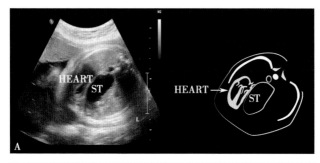

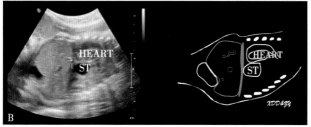

图 4-3　先天性膈疝，Bochdalek 型

A．胎儿胸部横切面：心脏左侧出现胃泡回声，心脏受挤压右移，心尖指向右前；B．胎儿矢状切面：胃泡上移至胸腔

HEART：胎儿心脏；ST：胃泡

值得注意的是，在左侧 CDH 中，大多数病例（约 90%）都可以发现胃泡位于胸腔；但少数病例的胸腔内仅有其他腹腔内容物，而胃泡未疝入胸腔，这时候有特殊的征象：胃靠近膀胱。而正常胎儿的胃和膀胱之间隔着小肠（视频 4-1）。

视频 4-1

左侧不典型 CDH 超声诊断要点
和技巧

（2）纵切面（经腹）可以获得另外一些有助于诊断 CDH 的信息：下腔静脉扭曲和横膈低回声影的消失。但不能仅根据纵切面的表现就诊断 CDH，胎儿心脏四腔观上胸腔内出现腹腔内容物才是最基本的标准。

2. 右侧 CDH（图 4-4、图 4-5） 由于胃泡疝入胸腔这一易于检出的超声表现不会在右侧 CDH 中出现，因此超声诊断右侧 CDH 具有一定难度。右侧 CDH 的特征性超声表现有：首先，疝入胸腔的腹腔内容物挤压心脏，导致心脏轴向异常，出现显著的向左转位，心脏被挤向胸腔侧壁；其次是肝右叶的向上移位。高频探头和彩色多普勒探查对发现右侧 CDH 有一定帮助，如果能在胸腔内显示肝内静脉，说明肝右叶疝入胸腔，存在右侧 CDH；腹腔内胃的位置后移亦常是肝脏疝入胸腔的标志。

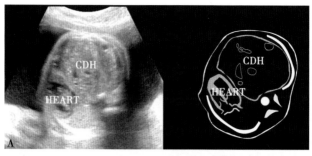

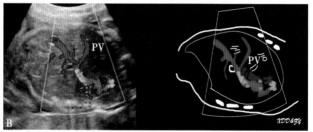

图 4-4 右侧 CDH

A. 胎儿胸部横切面，显示心脏向左前方移位，右侧胸腔内见混合性包块；B. 胎儿纵切面，门静脉穿过横膈出现于胸腔

HEART：心脏；CDH：膈疝；PV：门静脉

【经验点滴】

1. 左侧 CDH 要注意与大泡型肺囊腺瘤鉴别，与大泡型肺囊腺瘤中的优势囊泡相比，疝入胸腔的胃泡壁要厚一些，且动态观察在短时间内会有大小变化。

2. 右侧 CDH 要注意与实性或微泡型肺囊腺瘤及隔离肺相鉴别，隔离肺多位于左侧胸腔底部，呈叶状或三角形。

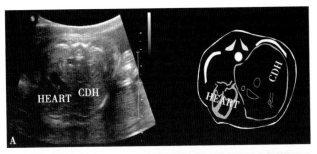

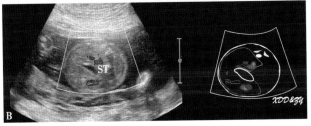

图 4-5 右侧 CDH

A. 胎儿胸部横切面，显示心脏向左前方移位，右侧胸腔内
见混合性包块；B. 胎儿腹部横切面，胃的位置后移
HEART：心脏；CDH：膈疝；ST：胃泡

3. CDH 被认为是一种进展性的损害，仅 50%～60% 的病例可于产前诊断出。胎儿肝脏是否疝入胸腔（liver-up sign）对其预后有较高的提示作用。肺头比（LHR：心脏后方右肺的两垂直径的乘积除以头围，单位是 mm）是评估胎儿肺发育的指标，仅可用于左侧 CDH，LHR 越低，肺发育越差，胎儿存活的可能性越低（视频 4-2）。CDH 的主要问题不是缺损本身，而是继发的肺损害及其严重程度。

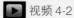
视频 4-2

胎儿肺头比的计算方法和注意要点

4. 应当避免误诊胎儿膈疝（视频 4-3）。

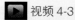
视频 4-3

产前超声如何避免误诊胎儿膈疝

二、肺囊腺瘤

肺囊腺瘤（congenital cystic adenomatoid malformation，CCAM）是肺部的进展性畸形，以呼吸系统细支气管末梢异常增殖、正常肺泡匮乏的肺实质异常为特征，表现为错构损伤。97% 的肺囊腺瘤都是单侧的，偶可累及双侧肺（仅 3%）。

组织学上根据囊泡的直径将 CCAM 分成三个亚型：Ⅰ型，大泡型（直径 20～100mm）；Ⅱ型，小泡型（直径 5～20mm）；Ⅲ型，实性或微泡型（<5mm）。

【超声诊断】

常用诊断切面为胎儿心脏四腔观。

CCAM 在超声上表现为囊性或实性病变，前者显示为多房性液性暗区，表现为多个从数毫米到 10mm 以上大小不等的囊泡，因超声的后壁增强效应而显示明亮的轮廓线（图 4-6、图 4-7）；后者其实就是微泡型，因无数微小囊泡壁的界面反射而显示为边界清晰的均质增强回声包块（图 4-8、图 4-9）。

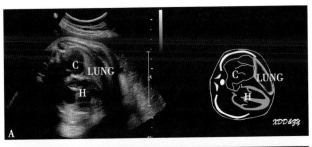

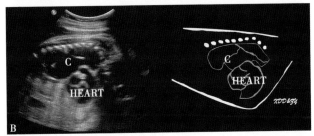

图 4-6　肺囊腺瘤（CCAM）Ⅰ型，大泡型，左侧
A. 胎儿胸部横切面；B. 胎儿胸部纵切面：大泡型肺囊腺瘤内包含多个大小不等的囊泡。囊泡挤压心脏，致使心脏右移，心轴角度减小，同时横膈向下膨隆
H：心脏；LUNG：肺；C：囊泡

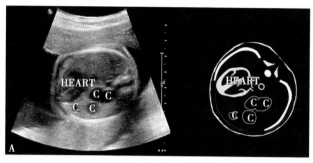

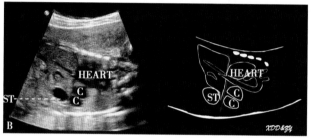

图 4-7 肺囊腺瘤（CCAM）Ⅱ型，小泡型

A. 胎儿胸部横切面：心脏左侧见数个大小不等囊泡；B. 胎儿胸部纵切面：心脏旁见 2 个大小为 14.6mm×14.7mm、13.2mm×11.9mm 囊泡，囊泡壁明显比胃泡壁薄

HEART：心脏；C：囊泡；ST：胃泡

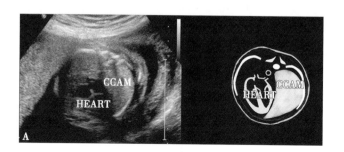

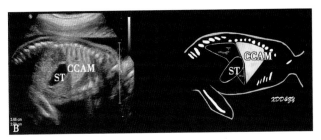

图 4-8　肺囊腺瘤（CCAM）Ⅲ型，微泡型／实性

A. 胎儿胸部横切面：心脏左侧见异常均质强回声，纵隔轻微移位；B. 胎儿胸部纵切面：异常均质强回声内见少许微泡样回声，累及单个肺叶，引起微小的纵隔移位

HEART：心脏；CCAM：肺囊腺瘤；ST：胃泡

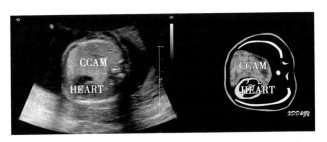

图 4-9　肺囊腺瘤（CCAM）Ⅲ型，微泡型／实性

胎儿胸部横切面：心脏右侧见异常均质强回声，心脏及纵隔受压移位

HEART：心脏；CCAM：肺囊腺瘤

CCAM 大多数为单侧，通常有肺发育缺陷、心脏及纵隔受压移位。肿块明显压迫心脏及胸腔内血管时，可导致胎儿血流动力学改变，出现胸、腹腔积液、胎儿水肿，并常伴羊水过多。

【经验点滴】

1. **大泡型 CCAM 与膈疝鉴别** 疝入胸腔的胃泡与单个囊泡的肺囊腺瘤相似，可能误诊（鉴别见前膈疝章节）。

2. **实性／微泡型 CCAM 与肝脏上移的右侧膈疝鉴别** 肝脏的低回声与肺囊腺瘤的增强回声差别比较明显，不难鉴别。

3. **实性 CCAM 与隔离肺鉴别** 根据滋养动脉的不同来鉴别。滋养隔离肺的血管通常分支于主动脉，而肺囊腺瘤的滋养血管均来自肺动脉。

4. CCAM 表现为一个具有特殊特征的进展性损害，在孕 20～26 周时生长迅速，在第三孕期，很多包块的体积保持不变或趋向减小甚至在声像图上消失。唯一可显著影响预后的因素是有无积液（腹水或胸水）出现，如果出现积液，胎儿的存活率非常低。因此，孕 26 周后，包块体积不再长大，如果没有伴发积液，则极有可能提示此后损害不会有进一步进展。需要特别注意的是，超声的不可见并不能表示病变的完全消失，很大一部分的包块由于回声与肺实质的回声相同而在超声上不可见，但仍然能在 MRI 上检出。

三、隔离肺

隔离肺（pulmonary sequestration，PS）被认为是肺实质中的岛屿，与支气管并不相通，由体循环供血，而不是肺循环供血。

PS 分为两型：叶内型及叶外型，叶外型进一步分为横膈上亚型（90%）和横膈下亚型（10%）。成人 PS 中，叶内型占 75%～80%；而胎儿期发现的 PS 大多为叶外型。典型的叶外型 PS 有来自升主动脉或腹主动脉的分支动脉供血。

【超声诊断】

PS 在超声上表现为边界清晰、均质增强回声的楔形包块，通常累及左肺下部。约10%～15% 位于横膈下，极罕见可在纵隔或心包内。

PS 通常在标准心脏四腔观上可进行诊断，不过亦有一些小的及横膈下的 PS 有可能在此切面上不能显示，需要进行横膈水平的扫查。在 PS 的超声检查中，同时需要矢状切面的扫查，以评估包块的具体位置、检出及鉴定叶外型 PS 的横膈下亚型。能量或彩色超声多普勒有助于具体滋养血管的识别（图 4-10、图 4-11）。

PS 可能并发的胸腔积液、皮肤水肿或其他胸腔畸形（比如 CDH）等，也应一并检出。

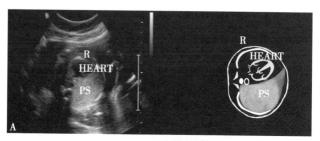

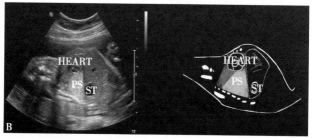

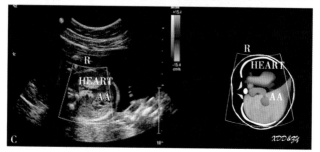

图 4-10　隔离肺（左侧胸腔）

A．胸腔横切面显示左肺均质强回声病灶；B．纵切面显示病灶范围及与附近脏器的毗邻关系；C. 横切面显示病灶有来源于主动脉分支的血供

HEART：心脏；PS：隔离肺；ST：胃泡；AA：主动脉

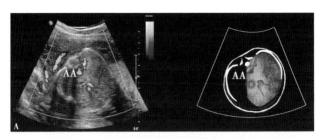

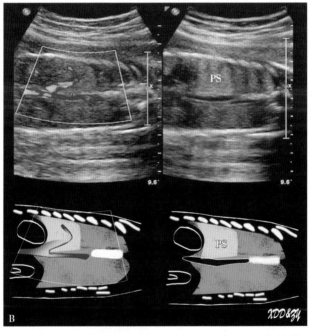

图 4-11　隔离肺（左侧胸腔）

A．胸腔横切面；B．胸腔纵切面显示病灶有来源于主动脉
分支的血供

AA：主动脉；PS：隔离肺

【经验点滴】

1. 因为包块回声相近，PS 与实性 / 微泡型肺囊腺瘤较难鉴别，但是包块为楔形、累及左下肺区域加上滋养血管（图 4-11）都有助于 PS 的诊断。在少见的横膈下亚型，鉴别诊断须包括罕见肿瘤（比如血管瘤和神经母细胞瘤）。必须指出的是，在极少数病例中，可以发现主动脉滋养血管进入肺囊腺瘤的实性成分中，这可能是罕见的肺囊腺瘤与 PS 并发型。

2. 有报道称，大约有 30% 的病例在第三孕期有转复甚至消失的趋势。伴有积液是不良预后的指标。对伴发积液的病例采取可行的产前处理方法（引流或胸腔 - 羊膜分流）将大大提高其存活率。在极少数自发转复的 PS 病例中，积液消失，会有一个好的预后。

四、喉 / 气管闭锁

喉闭锁（laryngeal atresia，LA）是一种极其罕见的畸形，有三种情况：声门发育不良，喉发育不良，或两者同时出现。这种畸形的结果是上呼吸道完全梗阻，并导致包括闭锁在内的先天性上呼吸道梗阻综合征（CHAOS）。

【超声诊断】

喉与气管闭锁在超声上不易鉴别。

胎儿心脏四腔观上，喉与气管闭锁的肺部均表现为典型的重度扩大及明显增强回声（图4-12）。由于胸膜腔内压显著升高，心脏被挤压，体积明显缩小，其缩小程度与肺增大程度相关，并且有心轴角度减小（甚至成0°）。少量液体常渗入气管分支内，导致支气管造影片样改变（气管支气管扩张）。

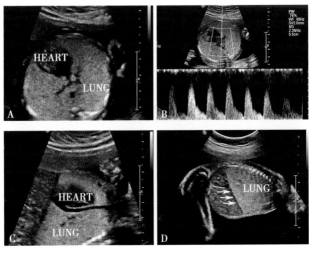

图 4-12 喉/气管闭锁

A、B. 胸腔横切面：肺部扩大，回声增强，心脏明显缩小；C. 胸腔左侧旁矢状切面；D. 胸腔右侧旁矢状切面：均显示肺部扩大，回声增强，横膈弧度逆转，胸腔形态失常，呈"钟"型 HEART：心脏；LUNG：肺；箭头：凸向腹腔的横膈

横切面上，多数病例可在心脏后方显示一小圆形的透声区域，为扩张的气管。

冠状切面上，扩张的气管位于两支气管分叉隆突水平。在胸腹部冠状切面低放大率超声扫查中，可见胎儿的胸腔呈重度钟型畸形，横膈凸面变平甚至反向（视频 4-4），常伴发腹水。

视频 4-4

产前超声检查时要注意胎儿横膈的模样

【经验点滴】

1. 该畸形实际上并没有鉴别诊断，因为喉闭锁在超声上表现为一个完全的整体缺陷。只要看到过一次就永不会忘记！极其罕见的双侧、实性 / 微泡型肺囊腺瘤病例（＜3%）不会表现出像典型的喉闭锁那样肺容积严重增大、心肺比例严重缩小的状况。

2. 本病预后极差，有很高的致死性，一般情况下很难坚持到妊娠结束。如检查出其他类似 Fraser 综合征（表现为：气管 / 喉闭锁 + 唇 / 腭裂，先天性心脏病，小眼畸形，外耳畸形及双侧肾脏发育不良）的畸形表现，预后将更加糟糕，现在认为此综合征属于常染色体隐性遗传。

五、胸腔积液

胸腔积液（pleural effusion，PE）是指液体异常积聚在胎儿胸膜腔内。可为单侧或双侧，局限性或广泛性。

如果 PE 仅单发，不伴发其他染色体或非染色体异常，可能源于胸导管畸形（乳糜胸）。另一种情况是继发于其他原因所致的胎儿水肿，比如胎儿非免疫性水肿（NIHF），常为双侧。

【超声诊断】

胎儿 PE 可以在标准心脏四腔观上进行诊断，表现为单侧或双侧的无回声区，常为新月形状（图 4-13）。单侧大量 PE，由于单侧胸腔内压力明显升高，心脏及纵隔可被推挤移向对侧，圆弧形横膈变为扁平甚至反向，肺受压变小。双侧 PE 因两侧积液量多大体相等，很少出现纵隔移位。如果是 NIHF 引起的胸膜渗出的话，应注意观察胎儿皮肤水肿及腹水情况。

【经验点滴】

影响预后的重要因素是有无伴发 NIHF，伴发 NIHF 的预后较差。此外还需看有无伴发染色体异常高风险的畸形，比如先天性心脏病或中枢神经系统畸形。任何一种伴发畸形和／或提示水肿存在的液性渗出的消失，是唯一的良好预后因子。10%～25% 的乳糜胸病例可以自发或通过引流复原。

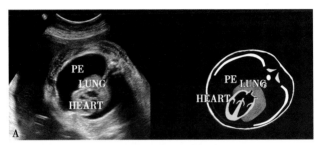

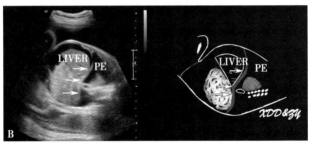

图 4-13　胸腔积液，双侧

A．胸腔横切面；B．胸腔纵切面：胸腔积液表现为环绕同侧肺的新月形无回声影。该病例为胸膜渗出伴发广泛的积液

HEART：心脏；LUNG：肺；PE：胸腔积液；LIVER：肝脏；箭头：横膈

六、胸腺不发育 / 发育不良

胸腺不发育 / 发育不良（congenital thymic

dysplasia）是指胸腺完全不发育或仅有部分发育，常与先天性心脏病伴发。

胸腺缺陷与 22q11 位点上的 DiGeorge 临界区域（DGCR）缺失有关，又称为中间缺失。如果父母中一方存在 22q11 染色体中间缺失，其遗传风险性有 50%（常染色体显性遗传）。

【超声诊断】

在上纵隔的三血管切面 [即主动脉弓和动脉导管水平的纵隔轴切面,和/或纵隔的冠状切面]，两肺中间可见胸腺。在该切面上，胸腺表现为边界清晰的低回声略圆形实性结构，位于大血管中间、椎骨前、胸骨后。当胸腺未探及并且大血管移位至胸骨后时可诊断胸腺不发育。如果胸腺显示但是直径小于第 5 百分位，则为胸腺发育不良（图 4-14）。

【经验点滴】

胸腺不发育 / 发育不良的发现，可以直接提示胎儿 22q11 染色体中间缺失的风险性，预后不良。当与室间隔缺损或其他先天性心脏病并发时，为另外一个不良预后的征象。最终诊断和生活质量取决于染色体中间缺失的表型表达，并且与伴发心脏缺陷的严重程度相关。

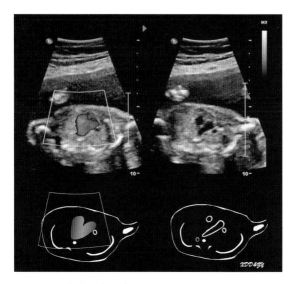

图 4-14 胸腺发育不良

三血管切面：胸腺不明显，三血管位置略向胸骨方向前移

七、肺发育不良

根据肺发育不良的程度可分为以下三型：肺缺如、肺发育不全（pulmonary aplasia）和肺发育不良（pulmonary hypoplasia）。

【超声诊断】

1. 肺缺如 胸腔横切面显示一侧肺组织正常，另一侧肺组织不显示，或双侧肺组织均不显示（图 4-15）。

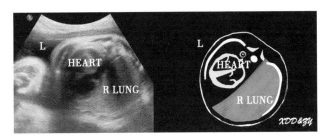

图 4-15 左肺缺如。胸腔横切面显示正常右肺组织，
左肺组织未显示

HEART：心脏；R LUNG：右肺

2. 肺发育不全 胸腔横切面只显示残留盲端支气管而不显示肺组织。超声检查与肺缺如较难鉴别。

3. 肺发育不良 胸腔横切面显示一侧正常肺组织，另一侧少许肺组织（图 4-16、图 4-17）；或增大的心脏双侧见少许肺组织（图 4-18）。矢状切面上，正常胸腔加腹腔显示呈鸡蛋状，一旦鸡蛋形状消失，变成梨的形状，要考虑肺发育不良。

口诀:

鸡蛋 ok，梨不行。

【经验点滴】

本病的预后与肺部病变范围的大小及有无严重的合并症相关。单一肺叶发育不全可终生无症状。单侧肺发育不良多于生后数周出现呼吸功能障碍，若患儿度过幼儿期，呼吸功能可随对侧肺代偿作用的逐渐增强而有所改善，但仍可存在反复呼吸道感染。单侧肺缺如的患儿，约50%在婴幼儿期死亡，但也有活到老年者，早期死亡多因合并其他严重畸形所致。双侧肺缺如极罕见，出生后不能呼吸，不能生存。

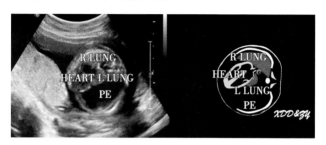

图4-16 左肺发育不良伴胸腔积液。胸腔横切面：显示心脏右后方见右肺，左后方见少许左肺组织，左侧胸腔见液性暗区
HEART：心脏；R LUNG：右肺；L LUNG：左肺；PE：胸腔积液

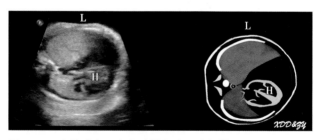

图4-17 右肺发育不良伴胸腔积液。胸腔横切面显示右肺组织较少，心脏移向右侧胸腔，胸腔见液性暗区
H：心脏

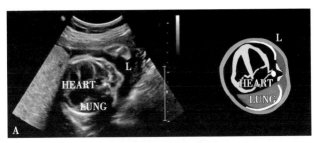

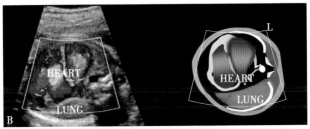

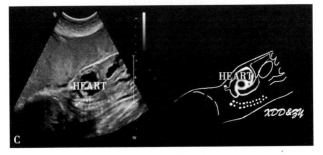

图 4-18 双肺发育不良

A. 胸腔横切面；B. 胸腔横切面 CDFI：显示胸腔内见增大的心脏，双侧见少许肺组织；C. 胸腔矢状切面显示心脏增大

HEART：心脏；LUNG：肺

第四节
胸腔异常的超声鉴别诊断

　　大部分胸腔异常的超声鉴别诊断已在第三节超声表现中详细涉及。本节主要鉴别心胸比增大：心脏扩大及胸腔发育不良。

　　心脏四腔观为评估胎儿胸腔解剖的关键切面。此切面可以直观地目测心脏与胸腔的大体比例，并能计算出具体的心胸比，即心脏周长（或面积）与胸腔周长（或面积）的比率。按照公式，心胸比增大，不外乎两种情况：①分子（心脏周长或面积）增大；②分母（胸腔周长或面积）减小。对应具体疾病，就是心脏扩大（较为常见）和胸腔发育不良（非常罕见）。具体诊断思路见图 4-19。

　　胎儿心内因素及心外因素引起的心脏扩大分别见图 4-20A 和图 4-20B。胎儿致死性骨发育不良引起的重度胸腔发育不良见图 4-21。鉴别心脏扩大与胸腔发育不良，需将心脏和胸腔的周长或面积与相关孕周数据进行比较。在胸腔发育不良病例的正中矢状切面上，胎儿躯体腹侧胸腹腔间可见一斜坡趋势（图 4-21），是胸腔发育不良加大了胸腔与正常腹腔的周长差距导致的。

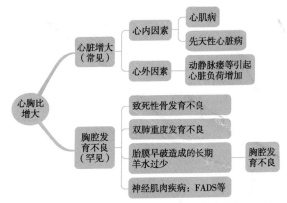

图 4-19　心胸比增大的诊断思路

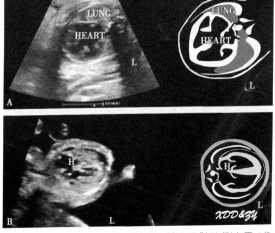

图 4-20　心脏扩大，胸腔四腔观心脏占胸腔比例大于 1/3
A. 完全性房室间隔缺损导致心脏扩大；B. 双胎输血综合征
受血儿因循环负荷过重导致心脏扩大及心包积液
HEART、H：心脏；LUNG：肺

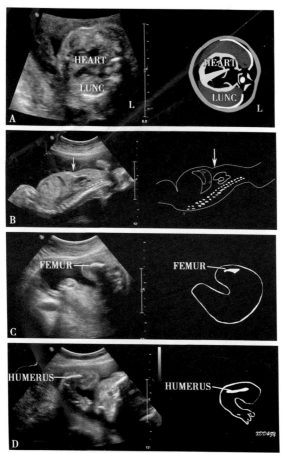

图 4-21　胸腔发育不良（骨发育不良）

A．胸腔横切面显示心脏占胸腔比例增大；B．矢状切面显示胎儿胸廓狭小，胸腹连接处成角现象；C．短小的股骨；D．短小的肱骨

HEART：心脏；LUNG：肺；箭头：胸腹连接处成角；FEMUR：股骨；HUMERUS：肱骨

（凌　晨　王珍琦　潘　琦　邓学东　吴桂花）

第五章

先天性
心脏畸形

第一节
胎儿心脏超声检查时间及检查切面

一、最佳检查时间

孕 20～24 周。

二、检查切面——6 横 +3 纵

1. 6 横 见视频 5-1，口诀解读见附录一。

口诀:

大师傅非童工（大四五肺动弓）

（1）胃泡水平腹部横切观（观察腹部大血管位置——"大"）。

（2）四腔观（四——谐音"师"）。观察要点主要有 12 个方面：心胸面积比、右心室靠近前胸壁、左心房离脊柱和降主动脉最近、右心室内调节束、三尖瓣更靠近心尖、左右半心对称性、左心室后壁与室间隔厚度、卵圆瓣的活动、室间隔完整性、室间隔与房间隔的长度比、心轴、有无心包积液。具体见图 5-1。

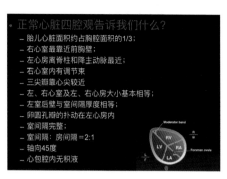

图 5-1　胎儿心脏四腔观观察要点

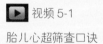

视频 5-1

胎儿心超筛查口诀

（3）左心室流出道观（又称五腔观——谐音"傅"）。

（4）右心室流出道观（观察肺动脉——谐音"非"）。

（5）三血管观（观察动脉导管——谐音"童"）

（6）三血管气管观（观察主动脉横弓——谐音"工"）。

观察要点见视频 5-1，口诀解读见图 5-2 和附录一。

口诀：

大连柳树气派

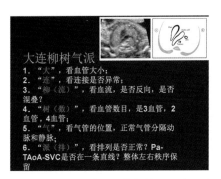

大连柳树气派
1. "大"，看血管大小；
2. "连"，看连接是否异常；
3. "柳（流）"，看血流，是否反向，是否混叠？
4. "树（数）"，看血管数目，是3血管，2血管，4血管？
5. "气"，看气管的位置，正常气管分隔动脉和静脉；
6. "派（排）"，看排列是否正常？Pa-TAoA-SVC是否在一条直线？整体左右秩序保留

图5-2　胎儿心脏三血管气管观观察要点口诀与解析

2. 3纵　主动脉弓长轴观、动脉导管弓长轴观、上、下腔静脉长轴观。

第二节
胎儿心脏超声检查切面相关畸形

一、四腔观与相关畸形

1. 心脏位置异常　右位心、中位心等。

2. 心胸比例异常

（1）心胸比减小：大量胸腔积液、肺部占位病变等。

（2）心胸比增大：全心增大（贫血、动静脉畸形、双胎输血综合征、房室传导阻滞等引起的高心输出

量状态）、心脏局部增大、某些先天性心脏病、大量心包积液、骨骼系统畸形所致的胸腔狭小。

3. 心内结构异常

（1）某些先天性心脏病，如：房室间隔缺损等。

（2）大量心包积液。

（3）心脏占位：横纹肌瘤等。

（4）心肌肥厚：流出道梗阻引起的室壁肥厚，母体糖尿病，Noonan 综合征等。

4. 心脏收缩功能障碍。

5. 心律失常　期前收缩，快速型心律失常，房室传导阻滞等。

二、左室长轴切面与相关畸形

1. 室间隔异常　膜周部室间隔缺损、肌部室间隔缺损等。

2. 主动脉异常　主动脉瓣狭窄、左心发育不良综合征、主动脉弓离断等。

3. 冠状动脉异常　冠状动脉瘘。

三、三血管切面 / 三血管气管切面与相关畸形

1. 血管内径 / 血流异常　主动脉弓离断、法洛四联症、左心发育不良综合征、肺动脉瓣狭窄等。

2. 血管位置异常　右位主动脉弓、双主动脉弓、右心室双出口等。

3. 血管数目异常　永存左上腔静脉、完全型肺静脉异位引流（心上型）等。

四、右心室流出道切面及动脉导管弓切面与相关畸形

1. 肺动脉异常　肺动脉瓣狭窄、法洛四联症、室间隔完整型肺动脉闭锁等。

2. 动脉导管异常　动脉导管提前收缩等。

五、主动脉弓长轴切面与相关畸形

1. 主动脉弓内径异常　主动脉缩窄、主动脉发育不良等。

2. 主动脉弓连续性中断　主动脉弓离断。

六、上、下腔静脉长轴切面与相关畸形

1. 右上腔静脉增宽　完全型肺静脉异位引流（心上型）、下腔静脉离断伴（半）奇静脉延续、脑内 Galen 静脉瘤等。

2. 右上腔静脉变细 / 闭锁　永存左上腔静脉。

3. 下腔静脉增宽　完全型肺静脉异位引流（心下型）、静脉导管缺如伴脐静脉直接汇入下腔静脉、骶尾部畸胎瘤等。

4. 下腔静脉离断伴（半）奇静脉延续　内脏异位综合征（左房异构）。

第三节
主要心脏畸形的超声诊断要点

一、室间隔缺损

室间隔缺损（ventricular septal defect，VSD）是室间隔发育不全造成的左、右心室间的异常通道，在活产儿中的发病率为 1.3‰～2.4‰，是最常见先天性心脏病（congenital heart disease，CHD）之一，可单发（约占所有 CHD 的 25%），也可合并其他心脏畸形。

【超声诊断】

1. 室间隔连续性中断，缺损部位断端"回声增强"（图 5-3A）。

2. 在没有心室流出道梗阻的情况下，缺损

处为典型的双向分流，彩色多普勒血流检测可见

双向穿隔血流（图 5-3B、C，图 5-4）。

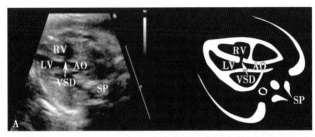

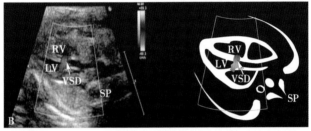

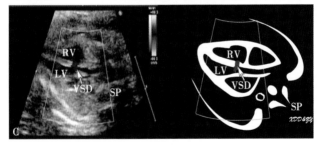

图 5-3　膜部室间隔缺损胎儿

A. 室间隔膜部可见连续性中断（箭头所指处），为室间隔缺损；

B、C. 同一胎儿彩色多普勒血流检测室间隔缺损处可见

同时相左、右心室间的双向穿隔血流

SP: 脊柱；LV: 左心室；RV: 右心室；AO: 主动脉；VSD: 室

间隔缺损

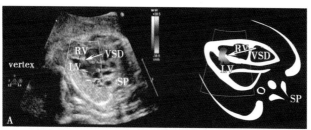

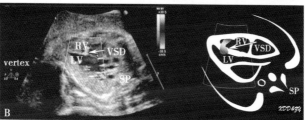

图 5-4 肌部室间隔缺损胎儿

A、B. 室间隔下段于彩色多普勒血流检测时可见不同时相左、右心室间的双向穿隔血流

SP: 脊柱; LV: 左心室; RV: 右心室; VSD: 室间隔缺损

【经验点滴】

1. VSD 需与伪像、房室间隔缺损鉴别。

2. 室间隔面近似三角形,因此对室间隔缺损的观察应从四腔观的流入道部室间隔开始,向前至膜周部、干下部室间隔做连续动态的扫查,减少漏诊(视频 5-2)。

 视频 5-2

要尽量防止漏诊胎儿肌部室间隔缺损

3．合并其他畸形风险　高。常是复杂心脏畸形的组成部分。

4．染色体异常风险　高（如21-三体、18-三体等）。

5．预后　单发者预后好，部分病例在宫内自然愈合，约40%在出生后2年内自然愈合。

二、房室间隔缺损

房室间隔缺损（atrioventricular septal defect，AVSD）为心内膜垫发育异常引起的房间隔、室间隔及房室瓣等心内结构的复合畸形，占所有CHD的4%~5%。AVSD分为部分型、过渡型及完全型，本节仅讨论完全型。

完全型房室间隔缺损由原发孔型房间隔缺损、非限制型流入道室间隔缺损和共同房室瓣构成（图5-5）。根据共同房室瓣的腱索附着部位不同分为三型：A型：与室间隔相连；B型：与右心室内异常的乳头肌相连；C型：无腱索与室间隔相连，呈漂浮瓣。

【超声诊断】

1．心脏中央正常心房、心室间的十字交叉结构消失，房间隔下段及室间隔上段可见大段回声失落（图5-6A）。

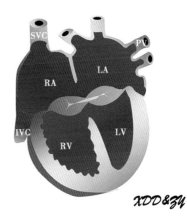

图 5-5　完全型房室间隔缺损模式图

LA：左心房；LV：左心室；RA：右心房；RV：右心室；
SVC：上腔静脉；IVC：下腔静脉；PV：肺静脉

2. 心房、心室之间见"一字形"的共同房室瓣启闭（图 5-6B）。

3. 彩色多普勒血流检测收缩期多可见不同程度的共同房室瓣反流。

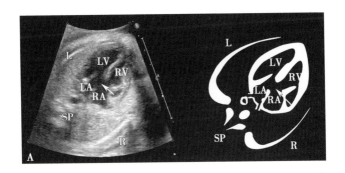

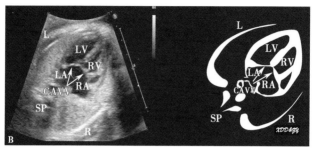

图 5-6 完全型房室间隔缺损胎儿

A．心室舒张期房间隔下段及室间隔上段可见大段回声失落（箭头所指处），心房、心室之间仅见一组共同房室瓣开放；B．心室收缩期共同房室瓣关闭，呈"一"字形

SP：脊柱；LV：左心室；RV：右心室；LA：左心房；RA：右心房；CAVV：共同房室瓣

【经验点滴】

1．完全型房室间隔缺损需与室间隔缺损、部分型房室间隔缺损鉴别。

2．超声诊断口诀　解读：见附录一。

口诀：

> 十字垫缺两半，一字形为共瓣，2 和 1 须牢记，伴发畸肺主异。

3．合并其他畸形风险　高。

4．染色体异常风险　很高，达 40% ～ 70%，其中 21- 三体约占 60%。

5．预后　差，80% 在 2 岁以内死亡。手术方式主要取决于房室瓣的发育及肺动脉高压情况。

三、肺动脉狭窄

肺动脉狭窄（pulmonary stenosis，PS）指肺动脉瓣发育不良、右心室流出道或肺动脉主干及其分支的狭窄性病变。可单发（占所有CHD的8%~12%），也可以是复杂先天性心脏病的组成部分。按狭窄部位分为肺动脉瓣狭窄、漏斗部狭窄及肺动脉狭窄。

【超声诊断】

1. 瓣膜狭窄时可见肺动脉瓣回声增厚、增强，启闭活动受限，瓣叶在整个心动周期中均可见（图5-7A）。彩色多普勒血流检测可见过瓣花色血流信号（图5-7B）。频谱多普勒于瓣上可测得高速血流，多大于100cm/s（图5-7C）。

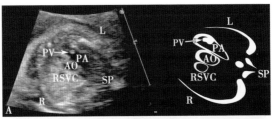

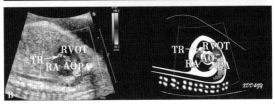

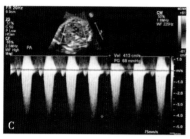

图 5-7 肺动脉瓣狭窄胎儿

A. 三血管观见肺动脉瓣回声明显增强、增厚，瓣膜开放明显受限，失去"开放时贴壁"现象；B. 动脉导管弓长轴观显示肺动脉内花色湍流，三尖瓣轻度反流；C. 连续多普勒测肺动脉瓣上收缩期最大血流速度达 413cm/s

SP：脊柱；AO：主动脉；RA：右心房；RVOT：右心室流出道；TR：三尖瓣反流；PA：肺动脉；PV：肺动脉瓣；RSVC：右上腔静脉

2. 漏斗部狭窄及瓣上狭窄，可见右心室流出道及肺动脉主干内径变窄，狭窄处血流速度常增快。

3. 四腔观彩色多普勒血流检测可见不同程度的三尖瓣反流。

【经验点滴】

1. 肺动脉狭窄需与引起三尖瓣反流或右心室肥厚、发育不良的疾病（如三尖瓣发育不良、动脉导管提前收缩等）鉴别。

2. 轻度肺动脉狭窄在胎儿期因不引起明显血流动力学改变而不易被诊断。

3. 单纯肺动脉瓣狭窄以拱形瓣狭窄最常见，而并发于其他心脏畸形的肺动脉瓣狭窄则以瓣叶数目异常造成的狭窄多见。

4．合并其他畸形风险　高。常是复杂心脏畸形的组成部分，如法洛四联症、右心室双出口等。

5．染色体异常风险　50% 的 Noonan 综合征伴有 CHD，最常见的就是肺动脉瓣发育异常。肺动脉瓣上狭窄可见于 Williams 综合征。

6．预后　单纯肺动脉瓣轻度狭窄预后好，出生后择机行球囊扩张术，多能获得良好效果。

7．超声诊断口诀　解读见附录一。

> **口诀：主动脉、肺动脉狭窄**
>
> 主肺狭分三型。
>
> 瓣上型看管径。
>
> 瓣下型隔心肌。
>
> 瓣多少粘又限。
>
> 超声见管流先。

四、左心发育不良综合征

左心发育不良综合征（hypoplastic left heart syndrome，HLHS）指左侧心腔和主动脉发育不良的一组复杂先天性心脏病，包括二尖瓣狭窄或闭锁、主动脉瓣狭窄或闭锁、左心室发育不良、升主动脉和主动脉弓发育不良（图 5-8）。发病率占所有 CHD 的 1%。

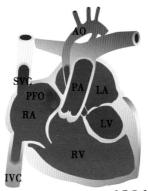

图 5-8 左心发育不良综合征（HLHS）模式图

AO：主动脉；SVC：上腔静脉；PFO：卵圆孔；IVC：下腔静脉；PA：肺动脉；LA：左心房；RA：右心房；LV：左心室；RV：右心室

【超声诊断】

1. 四腔观 右心房、右心室明显增大，左心室明显缩小，可呈"裂隙状"（图 5-9A）。二尖瓣狭窄时可见二尖瓣开放明显受限，二尖瓣闭锁时无二尖瓣启闭活动。

2. 左心室流出道观 升主动脉及主动脉瓣环内径明显缩小，主动脉瓣闭锁时无瓣膜启闭活动，升主动脉内无前向血流信号。

3. 三血管及三血管气管观 主动脉横弓明显变细，肺动脉内径明显增宽，主动脉横弓内可见逆向血流信号（图 5-9B）。

4. 主动脉弓长轴观 主动脉横弓内径明显

变细，其内可见自动脉导管逆向灌注的血流信号
（图 5-9C）。

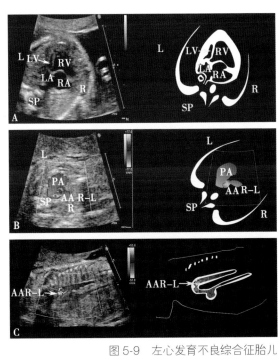

图 5-9　左心发育不良综合征胎儿

A．心尖四腔观可见右心房、右心室增大，左心房减小，
左心室明显减小，呈"裂隙状"（箭头所指），二尖瓣瓣环
内径明显小于三尖瓣；B．三血管气管观彩色多普勒血流检
测肺动脉内为蓝色前向血流，主动脉弓内为自动脉导管逆
向灌注的红色血流；C．主动脉弓长轴观彩色多普勒血流显
示主动脉弓内自动脉导管逆向灌注的蓝色血流

SP：脊柱；LA：左心房；RA：右心房；RV：右心室；
LV：左心室；PA：肺动脉；AA R-L：主动脉弓内自右
（动脉导管）向左（主动脉弓）的逆向灌注血流

【经验点滴】

1. HLHS 需与单腔心、主动脉狭窄、单纯主动脉弓发育异常引起的左心减小鉴别。

2. 合并其他畸形风险　高。

3. 染色体异常风险　胎儿中较高（达15%），如 13- 三体、18- 三体、Turner 综合征。新生儿中低（3% ～ 4%）。

4. 预后　极差，25% 的患儿在出生后 1 周内死亡。

五、法洛四联症

法洛四联症（tetralogy of Fallot，TOF）是以主动脉骑跨、室间隔缺损、肺动脉狭窄和右心室肥厚为主要病理特征的先天性心血管复合畸形（图 5-10）。胎儿期右心室肥厚不明显。TOF 约占 CHD 的 7%～9%。

【超声诊断】

1. 左心室流出道观　室间隔连续性中断，主动脉骑跨于室间隔上（图 5-11A）。彩色多普勒显示从两侧心室通过室间隔缺损进入主动脉的血流（视频 5-3）。

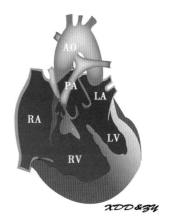

图 5-10　法洛四联症（TOF）模式图

AO：主动脉；PA：肺动脉；LA：左心房；RA：右心房；LV：左心室；RV：右心室

视频 5-3

胎儿法洛四联症超声图像特征

2. 三血管观　肺动脉内径变细，主动脉内径增宽（图 5-11B）。当肺动脉重度狭窄甚至闭锁时，肺动脉内可探及自动脉导管逆向灌注的血流信号。

3. 动脉导管弓观　可见因对位不良的室间隔缺损造成的右心室流出道狭窄（图 5-11C）。

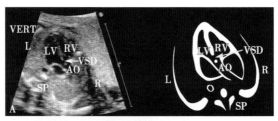

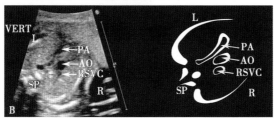

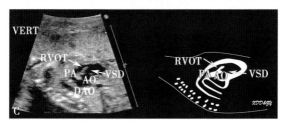

图 5-11　法洛四联症胎儿

A. 左心室流出道观显示室间隔缺损，主动脉骑跨于室间隔上；B. 三血管观显示肺动脉内径明显变细，主动脉内径增宽；C. 显示因对位不良的室间隔缺损所致的右心室流出道狭窄

SP：脊柱；LV：左心室；RV：右心室；VSD：室间隔缺损；AO：主动脉；RVOT：右心室流出道；PA：肺动脉；RSVC：右上腔静脉；DAO：降主动脉

【经验点滴】

1. TOF 需与单纯对位不良型室间隔缺损、右心室双出口、永存动脉干鉴别。

2. 超声诊断口诀 解读见附录一。

口诀: 法洛四联症

谈法四四缺一, 看肺骑三流齐。

3. 与出生后不同, 在胎儿期, 与肺动脉内血流速度相比, 肺动脉瓣环与主动脉瓣环的比值和动脉导管内血流方向对判断肺动脉狭窄程度更可靠。

4. 特殊类型的TOF——肺动脉瓣缺如综合征, 占TOF的6%~9%, 以肺动脉瓣先天性瓣叶发育不良或不发育、肺动脉主干及分支瘤样扩张为基本特征(视频5-4), 预后不良。

▶ 视频5-4

胎儿法洛四联症伴肺动脉瓣缺如综合征超声图像特征

5. 合并其他畸形风险 高。心内畸形如右位主动脉弓、永存左上腔静脉。心外畸形如脐膨出。

6. 染色体异常风险 高(20%), 合并完全型房室间隔缺损时50%的病例为21-三体。

7. 预后 与右心室流出道梗阻程度相关, 主张尽早做一期纠治术。单纯TOF存活率可达80%~90%。伴染色体异常及心外畸形者预后不良。

六、右心室双出口

右心室双出口（double-outlet right ventricle，DORV）指两大动脉均发自右心室或一支大动脉的全部和另一支大动脉的大部分均发自右心室（图 5-12），发病率占 CHD 的 3%～6%。合并的室间隔缺损是左心室的唯一出口，室间隔完整者极其罕见。伴发的 VSD 根据位置不同分型：主动脉瓣下型，肺动脉瓣下型，远离大动脉型，双动脉瓣下型。

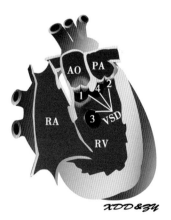

图 5-12　右心室双出口（DORV）模式图

图中 1、2、3、4 分别为主动脉瓣下型 VSD、肺动脉瓣下型 VSD、远离大动脉型 VSD、双动脉瓣下型 VSD

AO：主动脉；PA：肺动脉；RA：右心房；VSD：室间隔缺损；RV：右心室

【超声诊断】

1. 四腔观 左、右两侧心腔不对称，右心房、右心室增大，左心房、左心室相对较小（图 5-13A）。室间隔缺损较大时两侧心腔可较对称。

2. 流出道观 室间隔连续性中断，主动脉和肺动脉均发自右心室或一支的全部和另一支的大部分均发自右心室（图 5-13B）。彩色多普勒血流检测室间隔缺损处见左心室向右心室的分流（图 5-13C）。

【经验点滴】

1. 鉴别诊断 DORV 需与法洛四联症、大动脉转位鉴别。

2. 超声诊断口诀 解读见附录一。

> **口诀：右心室双出口**
>
> 右室双出口，动脉怎么走？
>
> 室缺和动狭，此情经常有。

3. 合并其他畸形风险 高。

4. 染色体异常风险 较高（12% ~ 45%）。

5. 预后 取决于 DORV 的类型和伴发畸形的严重程度，主动脉瓣下型 VSD 预后相对较好。合并染色体异常或其他综合征预后很差。

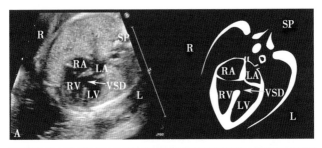

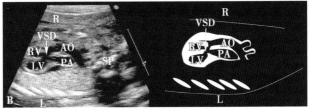

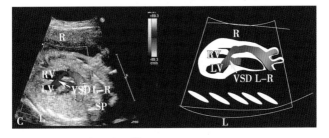

图 5-13　右心室双出口胎儿

A．四腔观示右心房、右心室较左心房、左心室偏大，室间隔上段见室间隔缺损；B．流出道观显示两大动脉并行发自右心室，主动脉在肺动脉右侧，箭头所指处为室间隔缺损；C．彩色多普勒血流检测室间隔缺损处见左心室向右心室的分流

SP：脊柱；LA：左心房；RA：右心房；RV：右心室；LV：左心室；VSD：室间隔缺损；PA：肺动脉；AO：主动脉

七、完全型大动脉转位

完全型大动脉转位（complete transposition of the great arteries，TGA）指心室与动脉连接不一致，右心室与主动脉连接，左心室与肺动脉连接（图 5-14），占所有 CHD 的 2%～5%。

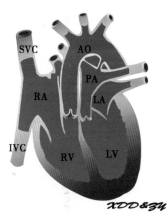

图 5-14　完全型大动脉转位（TGA）模式图

SVC：上腔静脉；IVC：下腔静脉；AO：主动脉；PA：肺动脉；LA：左心房；RA：右心房；LV：左心室；RV：右心室

【超声诊断】

1. 四腔观　可完全正常，合并较大 VSD 时可见室间隔连续性中断。

2. 流出道观　主动脉、肺动脉失去正常的"十字交叉"关系，呈平行走行；主动脉起源于右心室，而肺动脉起源于左心室（图 5-15A）。合并肺动脉狭窄时肺动脉内径变细，部分病例可在肺动脉内探及高速血流。

3. 主动脉弓长轴观 主动脉弓有较大的弯曲角度，失去正常的"拐杖"状；动脉导管弓有较小的弯曲角度，失去正常的"曲棍球棒"状。两者常能在同一切面显示（图 5-15B）。

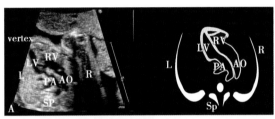

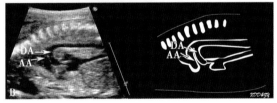

图 5-15 完全型大动脉转位胎儿

A. 可见肺动脉和主动脉呈平行关系，肺动脉发自左心室，主动脉发自右心室；B. 主动脉弓和动脉导管弓能在同一切面同时显示

LV：左心室；RV：右心室；AO：主动脉；PA：肺动脉 AA：主动脉弓；DA：动脉导管弓；SP：脊柱

【经验点滴】

1. 鉴别诊断 TGA 需与右心室双出口、矫正型大动脉转位鉴别。

2. 合并其他畸形风险 常合并其他心内畸形，主要有室间隔缺损、肺动脉狭窄或主动脉弓异常。合并冠状动脉异常常见，但胎儿期很难诊断。

3. 染色体异常风险 很低。

4. 预后 未行治疗者 90% 于 1 岁以内死亡。手术多在出生后 2 周内进行，术后常见并发症有冠状动脉梗阻、肺动脉瓣上狭窄、主动脉瓣反流等。

八、矫正型大动脉转位

矫正型大动脉转位（corrected transposition of the great arteries，cTGA）指心房 - 心室和心室 - 动脉均连接异常，主动脉发自位于左侧的解剖右心室，肺动脉发自位于右侧的解剖左心室（图 5-16）。cTGA 约占所有 CHD 的 1%。

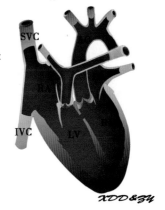

图 5-16 矫正型大动脉
转位（cTGA）模式图
SVC：上腔静脉；
IVC：下腔静脉；
AO：主动脉；
LA：左心房；
RA：右心房；
LV：左心室；
RV：右心室

【超声诊断】

1. 四腔观 可见心房—心室连接异常。左心房连接右心室；右心房连接左心室（图 5-17A）。

2. 流出道观 可见肺动脉位于右后方，发自左心室（图 5-17B）；主动脉位于左前方，发自右心室（图 5-17C）。

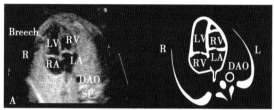

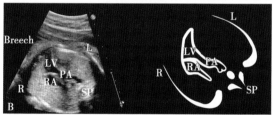

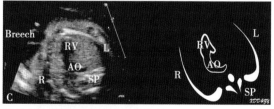

图 5-17 矫正型大动脉转位胎儿
A. 四腔观可见左心房与右心室相连，右心房与左心室相连；
B. 显示近端有分支的肺动脉发自位于右侧的左心室；
C. 显示主动脉发自位于左侧的右心室
SP：脊柱；LA：左心房；RA：右心房；DAO：降主动脉；
RV：右心室；LV：左心室；PA：肺动脉；AO：主动脉

【经验点滴】

1. cTGA 需与完全型大动脉转位鉴别 口诀解读见附录一。

超声诊断口诀:

一个连接异常完全型,两个连接异常矫正型。

2. 合并其他畸形风险高 常合并其他心内畸形,主要有室间隔缺损、左侧三尖瓣 Ebstein 畸形、肺动脉狭窄和传导阻滞。

3. 染色体异常风险 低。

4. 预后 自然病程差异很大,不伴其他明显畸形者血流动力学完全正常,可长期生存。20%~30% 的患者出现传导阻滞,三尖瓣反流、传导阻滞引起的右心室功能不全发生率也较高。

九、主动脉弓离断

主动脉弓离断(interruption of the aortic arch,IAA)指主动脉弓邻近节段之间解剖上的完全中断,约占所有 CHD 的 1%。分型(图 5-18):A 型:中断位于左锁骨下动脉远端,即峡部;B 型:中断位于左颈总动脉和左锁骨下动脉之间;C 型:中断位于无名动脉和左颈总动脉之间。绝大部分病例伴有室间隔缺损。

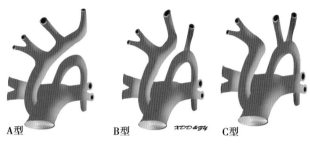

A型 B型 C型

图 5-18 主动脉弓离断（IAA）模式图

【超声诊断】

1. 四腔观 室间隔连续性中断（图 5-19A、图 5-20A）。

2. 左心室流出道观 主动脉瓣环和升主动脉内径明显变细。

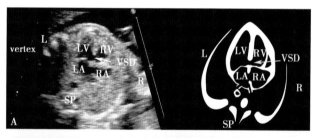

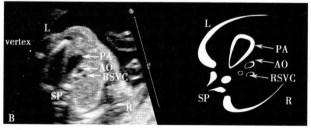

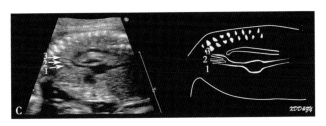

图 5-19　病例一

A. 四腔观显示室间隔缺损；B. 三血管观见肺动脉与主动脉比例明显异常，肺动脉明显增宽，主动脉明显变细；C. 主动脉弓长轴观显示主动脉弓连续性中断，中断处位于三支头臂血管远端。故此病例为 A 型 IAA

SP: 脊柱；LA: 左心房；RA: 右心房；RV: 右心室；LV: 左心室；VSD: 室间隔缺损；PA: 肺动脉；AO: 主动脉；RSVC: 右上腔静脉；箭头所指为三支头臂血管

3. 三血管和三血管气管观　主动脉内径明显变细，肺动脉内径明显增宽（图 5-19B）。主动脉横弓无法正常显示。

4. 主动脉弓长轴观　主动脉弓连续性中断，中断处可位于左锁骨下动脉远端、左颈总动脉和左锁骨下动脉之间或无名动脉和左颈总动脉之间（图 5-19C、图 5-20B）。

【经验点滴】

1. 鉴别诊断　IAA 需与主动脉弓缩窄、主动脉弓发育不良鉴别。

2. 染色体异常相关性　高，特别是 B 型，常与 22q11 微缺失（DiGeorge 综合征）并发。

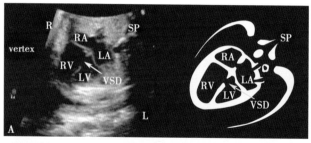

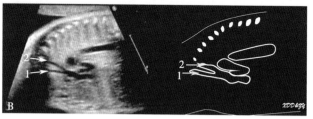

图 5-20 病例二

A. 四腔观见室间隔缺损；B. 主动脉弓长轴观见主动脉弓连续性中断，中断处位于第二支头臂血管远端，故此病例为 B 型 IAA

SP: 脊柱；LA: 左心房；RA: 右心房；RV: 右心室；LV: 左心室；VSD: 室间隔缺损；图 B 箭头所指为两支头臂血管

3. 预后 不手术的新生儿平均生存期约 4 天，前列腺素 E 维持动脉导管开放很重要。最近文献报道手术后总的存活率可达 70%。

十、心脏肿瘤

发病率约为 0.14%。最常见的心脏肿瘤是横纹肌瘤，约占胎儿和新生儿心脏肿瘤的 2/3，其次为畸胎瘤，约占心脏肿瘤的 15%。

【超声诊断】

1. 横纹肌瘤通常在四腔观发现，位于心室壁或室间隔上，为单个或多个的稍增强回声，内部回声均匀，呈圆形或椭圆形，边界清晰（图 5-21，视频 5-5）。

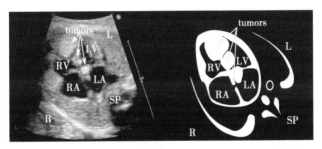

图 5-21 心脏多发肿瘤胎儿。四腔观显示二尖瓣瓣环处、室间隔上段和下段可见大小不等的多发实质性占位（箭头所指处），内部回声均匀。考虑为多发横纹肌瘤可能性大

SP：脊柱；LA：左心房；RA：右心房；RV：右心室；LV：左心室；tumors：肿瘤

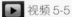

视频 5-5

胎儿心脏横纹肌瘤超声图像特征和诊断要点

2. 畸胎瘤多位于心包腔内，以囊实性肿块多见，内部回声杂乱，极易引起心包积液。

3. 纤维瘤与横纹肌瘤有相似的超声特征，但几乎都是单发。

【经验点滴】

1. 必须强调，所有的肿瘤在妊娠期都有一个发展的过程。心脏横纹肌瘤多出现于妊娠中期，稳步增长到孕 32～35 周后趋于平稳，也有晚孕期才长出来的横纹肌瘤。出生后，部分横纹肌瘤可以显著缩小或消失。

2. 染色体异常风险　单发性横纹肌瘤 50% 合并结节性硬化症，多发性横纹肌瘤 90% 合并结节性硬化症。

3. 预后　取决于肿瘤的体积、部位和类型。体积大阻塞流入道或流出道者需手术切除。引起快速型心律失常者需药物治疗或手术摘除。部分横纹肌瘤出生后会显著缩小或消失。合并结节性硬化症者预后差。

4. 鉴别诊断　主要与心室内点状强回声鉴别，后者检出率约 3%～8%，单发多见，多位于左心室二尖瓣腱索上，多数认为是乳头肌微钙化灶，晚孕期大多自行消失。

（潘　琦　杨　忠　苟中山　邓学东）

第六章

胃肠道与腹壁异常

06章

第一节
正常胎儿胃肠道及前腹壁声像图表现

一、正常胎儿胃肠道声像图表现

检查时进行连续性扫查以观察胃肠道各段充盈及排空情况，多切面多角度扫查，从口腔到直肠各个部位逐一探查，以便对消化道进行完整的超声检查。下面是正常胎儿胃肠道的超声表现。

1. 唇　完整而连续的上下唇线及正常弧度（图 6-1）。

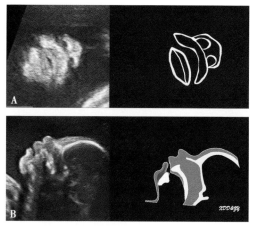

图 6-1　正常口唇声像图
A. 斜面观；B. 矢状切面观

2. 咽部 舌正常形态及大小。上、下咽部连续性完整，有正常充盈并排空（图6-2）。

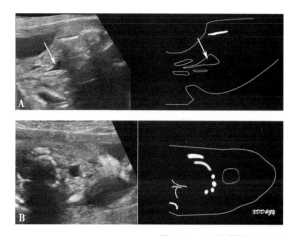

图6-2 正常咽部声像图
A. 冠状切面；B. 横切面

3. 食管 食管连接咽部及胃泡，多为闭合状态，管壁呈带状平行强回声。充盈时可呈连续的管状回声（图6-3、视频6-1）。

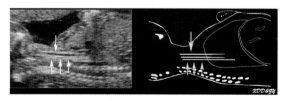

图6-3 正常充盈的食管声像图
正中矢状切面呈平行管状回声（大箭头气管，小箭头食管）

视频 6-1

正常食道特点

4. 胃泡 左上腹腔、膈肌下方的弯月形或椭圆形无回声区，胃泡壁呈带状强回声。胃泡的大小可因充盈和排空出现生理性变化。

5. 小肠 分为十二指肠、空肠及回肠三部分。十二指肠位于中腹部，胃泡下方。空肠位于左上腹腔，回肠位于右下腹腔。管壁回声略增强，充盈时可见呈连续性管状回声，随孕周增大显示愈加明显。

6. 大肠及肛门 超声在孕中晚期可分辨小肠和大肠，大肠管壁回声与小肠类似，内径较小肠宽，可见结肠袋回声，孕晚期可见肠管内胎粪回声。产前超声很难直接观察胎儿肛门情况，多通过间接表现来推断是否有肛门闭锁等异常。

二、正常胎儿前腹壁声像图表现

正常胎儿前腹壁完整而连续，脐带于腹壁中部插入腹腔。胎儿腹部横切面可显示脐孔位置及脐静脉腹内段情况。两根脐动脉沿膀胱两侧走行，至脐孔处与脐静脉并行。腹部纵切面可见腹壁与胸壁延续完好，弧度自然。

1. 前腹壁横切面（腹围测量平面）（图 6-4A）

2. 前腹壁纵切面（正中矢状切面）（图 6-4B、C）

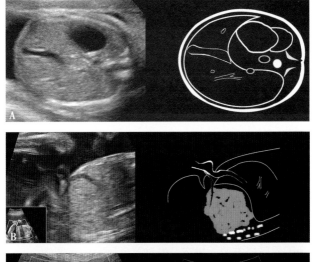

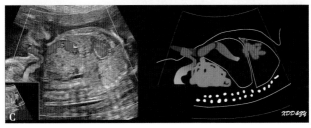

图 6-4 前腹壁声像图

A. 前腹壁横切面（腹围测量平面）；B、C. 前腹壁纵切面（正中矢状切面）

3. 脐孔位置横切面（图6-5）

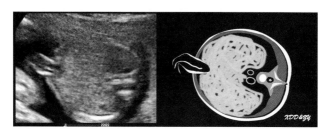

图6-5　脐孔位置横切面

第二节
胎儿胃肠道畸形超声表现

胎儿胃肠道畸形的发病机制复杂，超声检查中因胃肠道充盈、排空及蠕动等原因，超声图像会出现显著不同，且大多在孕中晚期以后才出现明显异常的超声表现。

一、食管闭锁

食管闭锁（esophageal atresia）为食管连续性中断或有狭窄，常伴有不同程度的食管气管瘘。活产婴儿中约 1/3000～1/2500。胚胎前 8

周时，原始前肠血供不足、发育不良或产生分隔，而未将前方的气管部分和后方的消化管部分完全分开。

【超声诊断】

1. 羊水过多。

2. 持续性胃泡小或不显示（如存在食管 - 气管瘘时，胃泡可显示，但偏小）。

3. 闭锁近段食管扩张，即"口袋征"（如存在食管 - 气管瘘时，扩张可以不明显或不显示）（图6-6）。

4. 腹围小。

5. 胎儿生长受限。

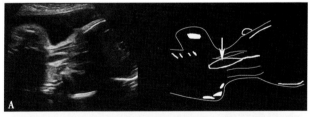

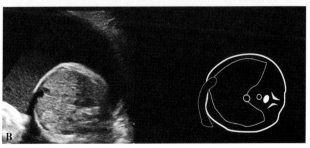

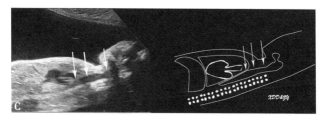

图 6-6 食管闭锁声像图

A. 闭锁近段食管扩张，呈"口袋征"，可随羊水吞咽及排出；
B. 胃泡持续不显示，羊水过多常出现动态变化（即早孕期及中孕期可正常，中晚孕期出现羊水过多）；C. 正中矢状切面呈"口袋征"

【经验点滴】

由于食管气管瘘的存在和胃泡自身分泌作用，食管闭锁的胎儿可表现为胃泡存在，但略小，因此超过 85% 的食管闭锁无法在宫内被发现。染色体异常的风险较高，主要为 18- 三体和 21- 三体。

二、胃泡异常

胃泡体积异常。不同孕周胎儿胃泡超声测量参考值见表 6-1。

表 6-1 各孕周胎儿胃泡超声测值

孕周	例数	长径	宽径	周长
37~40 周	202	43.79±7.16	18.08±4.98	105.76±20.78
33~36 周	155	43.30±8.98	16.64±3.84	98.69±17.80
29~32 周	153	36.79±6.87	13.83±9.78	80.43±17.01
25~28 周	148	33.37±6.95	12.83±3.19	73.61±13.09
21~24 周	154	28.10±6.20	12.38±3.68	65.07±14.54
17~20 周	134	20.79±3.58	8.82±2.34	49.57±8.29
13~16 周	70	12.67±4.65	5.87±2.03	30.50±6.7

【超声诊断】

1．超声最早在9周时可探查到胎儿胃泡，孕14周以后胃泡显示率达100%。

2．胃泡体积过大、过小或胃泡不显示（图6-7）。

3．胃泡位置异常　胃泡位于胸腔内，如膈疝；胃泡位于右侧腹腔，如内脏反位。

4．胃泡内占位性病变，如胃内肿瘤。

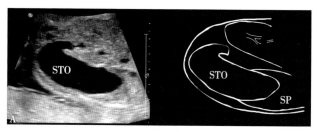

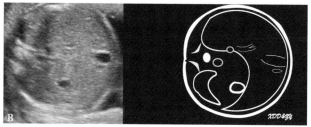

图6-7　胃泡异常声像图

A．胃泡过大；B．胃泡过小（STO胃，SP脾）

【经验点滴】

发现胃泡大小与孕周不符或胃泡不显示时，

必须反复多次复查，呈持续性体积异常时方可提示诊断。

胃泡大小鉴别见思维导图（图6-8）。

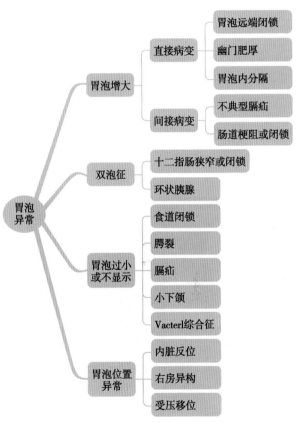

图 6-8　胃泡大小鉴别见思维导图

三、十二指肠闭锁或狭窄

十二指肠闭锁或狭窄（duodenal atresia and stenosis）指十二指肠任何部位的闭锁或狭窄，最常见发生于壶腹部，可以是隔膜型的闭锁或狭窄，可以是纤维束带性的狭窄或闭锁，也可以是完全的盲端性的闭锁。

【超声诊断】

1. 十二指肠远端闭锁或狭窄，胃泡及闭锁近端十二指肠扩张，中间有幽门管相连，即"双泡征"（图6-9）。

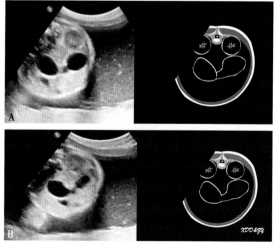

图6-9 十二指肠闭锁声像图
A. 腹腔内可见两个无回声区，左侧为扩张的胃泡，右侧为扩张的十二指肠；B. 两个无回声区中间有幽门管相连

2．十二指肠近端闭锁或狭窄，仅胃泡扩张。

3．羊水过多。

【经验点滴】

1．需与超声检查中腹腔内所有呈无回声区的病变进行鉴别，如幽门梗阻、肠扭转不良、肠重复囊肿、胆道囊肿和肝囊肿等。鉴别要点为囊性结构与胃泡是否相连通，如果相通，则高度怀疑十二指肠闭锁。

2．孕早期胃泡及十二指肠近端扩张不明显，双泡征为迟发性表现，多在孕 24 周后诊断。

3．十二指肠闭锁胎儿 40% 可伴有染色体异常，主要为 21- 三体。

四、空肠、回肠闭锁或狭窄

空肠、回肠闭锁或狭窄（jejunal and ileal atresia and stenosis）发病率 1/6 000，空回肠闭锁占小肠闭锁的 39%，其中绝大多数是空肠闭锁，大多数到晚孕期才能诊断。

【超声诊断】

1. 空肠闭锁或狭窄 常为多发性改变，以肠管扩张为主（图 6-10、图 6-11）。

2. 回肠闭锁或狭窄 常为单发性改变，多出现肠穿孔。

3. 孕晚期可出现羊水过多。

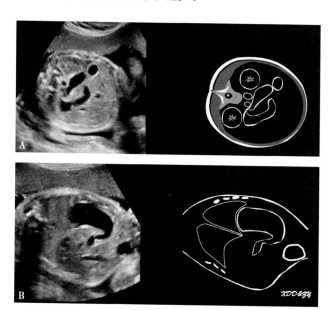

图 6-10　空肠扩张声像图

A. 空肠闭锁近段扩张；B. 其上段胃泡及十二指肠扩张

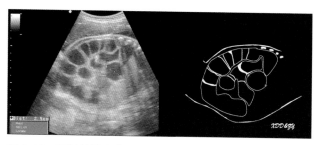

图 6-11　回肠扩张声像图

【经验点滴】

空肠闭锁、回肠闭锁可分别单独出现，亦可联合出现，两者之间很难通过超声鉴别。发生肠穿孔易导致胎儿胎粪性腹膜炎，可出现腹水及腹腔内钙化灶。

五、胎粪性肠梗阻及腹膜炎

胎粪性肠梗阻（meconium ileus）指肠内容物稠厚坚硬引起的肠道的梗阻，多见于回肠末端。

胎粪性腹膜炎（meconium peritonitis）是指胎儿肠道穿孔引起的腹膜炎，多发钙化是本病重要特点，其与胎粪性肠梗阻可以互为因果关系，约占 10%。

【超声诊断】

1．孕晚期肠管扩张。

2．扩张的肠管内见增强回声的胎粪。

3．肠穿孔引起胎粪性腹膜炎时，腹腔内出现混浊积液、假性囊肿、羊水过多等，腹腔脏器可见钙化（图6-12），是特征性的超声表现。钙化可呈线状、点状甚至团块样，可在腹腔内任何区域出现。

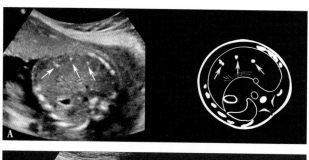

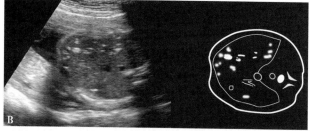

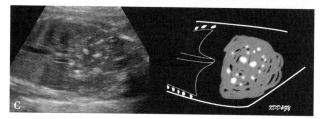

图 6-12　腹腔内钙化灶

A、B. 肝内钙化灶；C. 肠管钙化灶

【经验点滴】

1. 孕早期可无异常超声表现。

2. 胎粪性肠梗阻约占 80%，胎粪性肠梗阻合并囊性纤维化，为常染色体显性遗传，可通过基因检测进一步确认本病。

六、肠道回声增强

　　没有特异性，腹腔内肠道弥漫性或局灶性回声增强，境界清晰，可与邻近骨骼回声类似。仪器增益降至最低，仍显示局部回声增强（图6-13）。分四级：

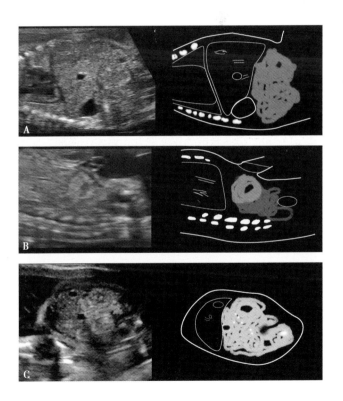

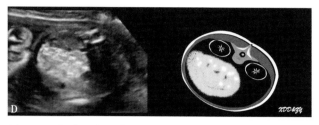

图 6-13　肠道回声增强

A: 0 级；B: 1 级；C: 2 级；D: 3 级

0 级：肠管回声正常。

1 级：肠管回声增强但低于髂嵴回声。

2 级：肠管回声与髂嵴回声类似。

3 级：肠管回声强于髂嵴回声。

【经验点滴】

0 级和 1 级多考虑为正常胎儿，基本不伴随其他异常；2 级、3 级有伴发其他异常的可能性。如果孕早、中期出现，回声与邻近的骨骼回声类似，才是有一定临床意义的肠道回声增强。当然，其中绝大多数是正常的胎儿。

七、肛门闭锁

肛门闭锁（anus atresia）发病率 1/3 000～1/2 000，产前诊断率仅为 8.2%。

【超声诊断】

1. 孕晚期盆腔下部肠管明显扩张，直肠、乙状结肠扩张呈"U"或"V"形，即"双叶征"。（图 6-14）。

2. 扩张的肠管内见增强回声的胎粪。

3. 羊水量多正常。

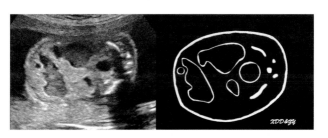

图 6-14　肛门闭锁时，直肠及乙状结肠扩张

【经验点滴】

1. 要与卵巢囊肿、肠系膜囊肿、输尿管扩张鉴别。

2. 注意相关综合征的检查，如 VACTERL 综合征、泄殖腔外翻等。

3. 扩张肠管内径呈持续增大，染色体异常风险率高，如 21- 三体、18- 三体和 13- 三体等。

八、其他相关先天性异常

1. 肠重复囊肿（图 6-15）

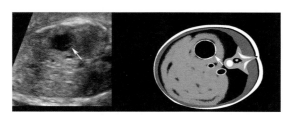

图 6-15　肠重复囊肿

2. 肠系膜囊肿（图 6-16）

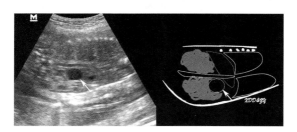

图 6-16　肠系膜囊肿

3. 肝、脾异常（图 6-17）

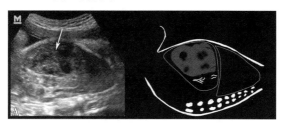

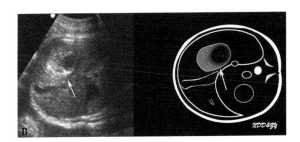

图 6-17 肝脏肿瘤

A. 孕 32 周,肝脏巨大血管瘤;B. 孕 38 周,肝母细胞瘤

4. 胆道异常(图 6-18,图 6-19)

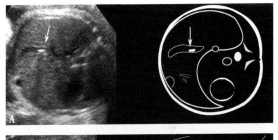

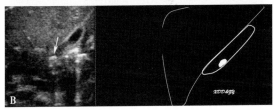

图 6-18 胎儿胆囊结石

A. 孕 32 周,胎儿胆囊颈部结石;B. 胆囊结石出生后复查

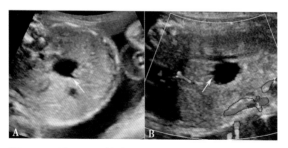

图 6-19　胎儿胆总管囊肿

A．孕 26 周，胎儿胆总管囊肿；B．CDFI示囊肿周边无彩色血流信号

九、胎儿胃肠道畸形诊断思路

胃肠道畸形属于胎儿较多见的先天性畸形，超声图像多变。在胎儿生长发育过程中，有可能表现为一过性改变，亦可能成为永久存在，并需与消化道生理性活动进行鉴别，必须进行持续、动态的观察以减少假阳性及假阴性诊断，尤其胎粪淤滞阻塞或其他原因可引起胎儿一过性肠管扩张，必须注意的是胎儿肠道畸形与肠道扩张是不同的概念。

对于消化道闭锁诊断要到 29 周后征象方可逐步显现，肠道闭锁的位置不同，征象不同。

口诀：

> 小圈圈大边缘，肛锁是双叶。

小肠闭锁肠管扩张表现为多个无回声区呈蜂窝状故"小圈圈"；结肠扩张多位于腹腔边缘故"大边缘"；肛门闭锁呈下腹部的"双叶征"。

第三节
胎儿前腹壁畸形超声表现

一、脐膨出

脐膨出（omphalocele）是脐带插入口处腹壁薄弱引起腹腔内脏器向外疝出，膨出物表面均覆盖包膜，包膜为两层：腹膜和羊膜，脐带位于包膜表面。发病率 1/5 000～1/4 000。

【超声诊断】

1．脐带插入口处腹壁薄弱引起腹腔内脏器向外疝出，小肠最为常见。

2．膨出物表面覆盖有由腹膜及羊膜形成的包膜，脐带位于膨出物表面（图 6-20、图 6-21）。

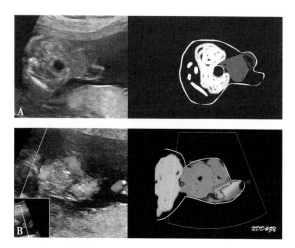

图 6-20 脐膨出

A. 孕 25 周，前腹壁包块，突向羊水中，边缘有包膜；
B. CDFI示包块表面周边被脐血流包裹

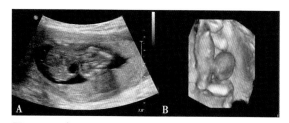

图 6-21 脐膨出

A. 脐膨出膨出物内有肝脏、胃泡及肠管；B. 三维表面成像
可见腹壁包块

【经验点滴】

1．孕 7~11 周时，可出现肠管进入脐带的胚外体腔内，随胎儿发育自行回纳，称为生理性中肠疝。孕 12 周后不应出现此现象。

2．60% 可伴发其他畸形，40% 为染色体异常，多为 18- 三体和 21- 三体。小的脐膨出（仅肠膨出）染色体畸形率更高。

3．Cantrell 五联症　先天性发育畸形，包括脐膨出、胸骨裂、异位脐带、膈肌缺损、心脏外翻和心血管畸形。

二、腹裂

腹裂（gastroschisis）为胎儿腹前壁全层缺损导致腹腔内肠管或其他内容物进入羊膜腔，游离于羊水中，以脐带插入处右侧腹壁缺损多见，少数为左侧腹壁。

【超声诊断】

1．腹壁全层断裂，腹腔内脏器进入羊膜腔内。

2．突出物表面没有包膜覆盖，游离于羊水中（图 6-22）。

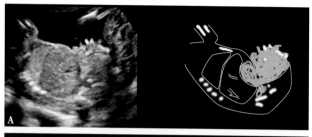

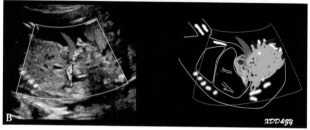

图 6-22　腹裂

A．孕 23 周胎儿腹前壁不均质包块，形态不规则，无包膜；

B．CDFI显示脐带血流自包块边缘发出

【经验点滴】

为胎儿腹前壁全层缺损导致腹腔内肠管或其他内容物脱出腹腔，游离于羊水中，突出物表面无包膜是与脐膨出的最大鉴别点。

三、体壁综合征

体壁综合征又称为体蒂异常（body stalk anomaly）。胚胎发育 18 周以前，因羊膜破损导致脐带极短或无脐带，胎儿与绒毛膜粘连，引起局部发育异常。发生于6周以前可引起胎儿多部位严重畸形，如巨大胸、腹壁缺损，突出物多，脊柱异常弯曲等；发生于6~18周时只引起肢体离断，胎儿生长发育受限。

【超声诊断】

1. 腹部可达胸前的肿块，肿块与胎盘或子宫壁紧贴。

2. 脐带过短或脐带彩色血流不能显示。

3. 脊柱侧弯，本病一个重要特征性表现（图6-23）。

4. 羊水过少。

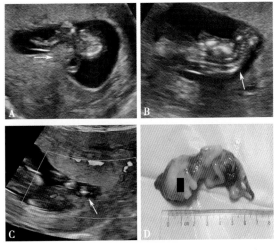

图6-23 体壁综合征

A. 示腹裂，裂出物含肝脏和胃泡；B. 示脊柱弯曲成角；
C. 显示脐带过短；D. 引产后大体标本示脐膨出

视频 6-2

体蒂异常

【经验点滴】

体壁综合征胎儿预后很差，产前诊断极为重要。脐带过短甚至缺如是与其他前腹壁畸形相鉴别的要点。可以用以下八个字来形容体壁综合征：

口诀：体壁综合征

四面楚歌，前后夹攻。

四、梅干腹综合征

梅干腹综合征（prune-belly syndrome）又称为先天性腹壁肌肉缺如综合征，由腹壁肌肉缺损、尿路异常及双侧隐睾构成三联症，新生儿发病率 1/40 000。

【超声诊断】

表现为腹部异常膨隆，腹壁肌层极薄甚至缺如，腹腔内出现巨大膀胱、巨大输尿管、双肾积水，胸腹腔内其他脏器受压迫（图 6-24）。中晚孕期发现胎儿双侧阴囊空虚，未探及睾丸回声。

羊水量可过少或无变化。

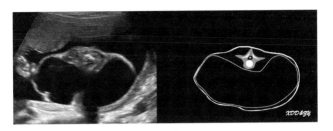

图 6-24　梅干腹综合征
孕 28 周，胎儿下腹部巨大膀胱，双肾发育不良

【经验点滴】

梅干腹综合征在孕 3 个月时即可发现，易误诊为下腹部囊肿。可通过观察胎儿双肾及输尿管情况与囊肿相鉴别。

五、羊膜束带综合征

羊膜束带综合征（amniotic band sydrome）是指羊膜破裂后，羊水充填至胚外体腔，羊膜全部或部分退缩形成羊膜带，致使羊膜带与胚胎或胎儿缠绕、粘连，并进一步束缚、压迫、切割，导致胎儿脏器出现畸形。这种畸形可以是单发的，也可以是多发的，可以是轻微的，也可以是严重的。出现在头颈部可以引起颅骨的缺损及唇腭裂，出现在腹部可以出现腹裂，缠绕肢体可出现肢体的缺如。

【超声诊断】

由于羊膜带切割、缠绕、压迫造成大面积的胎儿损伤，以非对称性四肢畸形多见。胸腹部通常表现为大面积的胸腹壁损伤，胎儿内脏翻出体外。胎儿四肢末端可有带环状回声。羊水中可有漂浮的带状回声（图 6-25、视频 6-3）。

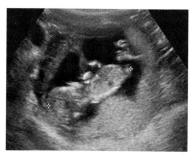

图 6-25　羊膜带缠绕胎儿身体

 视频 6-3
羊膜束带综合征

【经验点滴】

可通过观察其他部位和结构异常进行超声诊断，如合并四肢截肢、畸形足、淋巴水肿等。羊水中可见带状回声是与其他前腹壁畸形的鉴别要点。

六、泄殖腔外翻

本应退缩的泄殖腔持续发育，导致脐下腹壁及尿生殖结节形成异常，造成腹壁缺损、内脏外翻、肛门闭锁、脊柱畸形等，又称为 OEIS 综合征。

【超声诊断】

1. 低位的下腹部肿块膨出，脐血管走行于肿块上方。

2. 膀胱无法正常显示，生殖系统异常，脊柱下部异常，羊水量可正常，亦可增多或过少（图 6-26）。

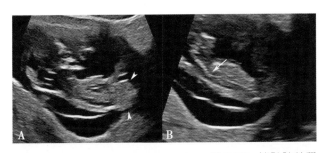

图 6-26　泄殖腔外翻

A. 胎儿下腹部包块（箭号），胎儿 NT 增厚；

B. 胎儿脊柱侧弯（箭头）

【经验点滴】

不显示膀胱和生殖系统异常是泄殖腔外翻的重要超声表现，合并脊柱畸形，特别是脊柱裂伴脊髓拴系也是与其他前腹壁异常的鉴别要点。

七、其他相关先天性异常

1. 腹腔积液（图 6-27）

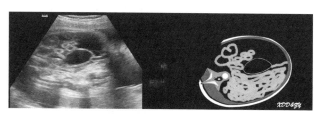

图 6-27　胎儿腹腔积液，腹腔内肠管漂浮

2. 腹腔内钙化灶（图 6-28）

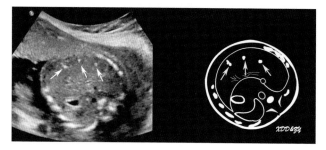

图 6-28　胎儿腹腔内多发性钙化灶（箭头）

3. 单脐动脉（图 6-29）

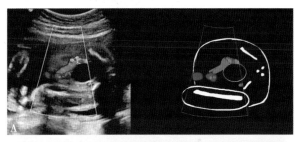

图 6-29　胎儿单脐动脉

A. CDFI见胎儿膀胱水平腹部横切面显示右侧脐动脉存在，
左侧缺如；B. 羊水中脐带游离段横切面呈"8"字形

4. 脐静脉扩张（图 6-30）

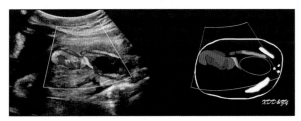

图 6-30　胎儿脐静脉腹腔段扩张

CDFI示脐静脉管腔扩大，呈瘤样扩张

5. 永久性右脐静脉（图 6-31）

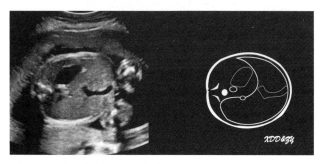

图 6-31　胎儿永久性右脐静脉
脐静脉进入肝脏后转向左侧，尖端指向胃泡

八、 胎儿前腹壁畸形诊断思路

胎儿前腹壁畸形是较为多见的胎儿先天发育异常，超声检查中首先判断前腹壁表面的完整性和连续性，如梅干腹综合征时，前腹壁表面呈完整状态，而腹裂、体壁综合征、羊膜束带综合征等则为腹壁全层断裂；其次，观察胎儿腹壁异常的范围及部位，是否仅单纯腹壁异常或胸腹壁联合异常，脐孔周围畸形或下腹壁畸形；然后观察是否有内脏外翻及外翻脏器种类；最后，观察胎儿是否合并其他部位畸形，判断并估测胎儿妊娠结局（图 6-32）。因前腹壁畸形通常可伴有染色体异常，应结合畸形类型建议行胎儿染色体核型分析，为临床提供诊断和处理依据。

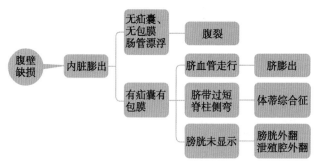

图 6-32　腹壁疾病思维导图

（胡静怡　杨　忠　殷林亮）

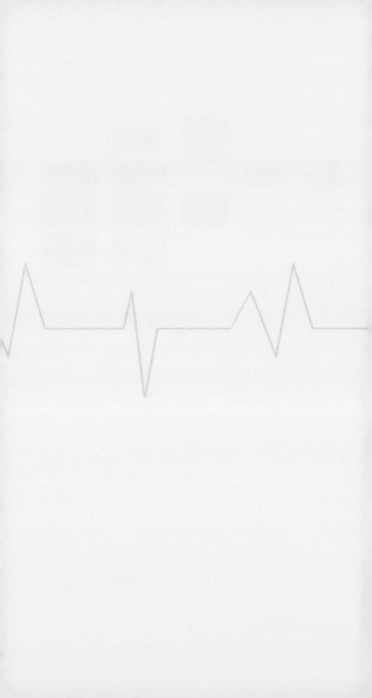

第七章

胎儿泌尿生殖系统畸形

胎儿泌尿系统评估需要对双肾、膀胱和羊水量进行系统的扫查和判断。

　　胎儿泌尿系统异常的超声诊断思路为：观察肾脏是否存在，肾脏大小和回声是否异常，肾盂是否扩张，膀胱是否显示，羊水量是否正常（图7-1）。

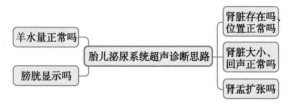

图 7-1　胎儿泌尿系统超声诊断思路思维导图

第一节
肾脏异位与肾脏缺如

　　正常肾脏位于脊柱两侧，双侧对称，彩色多普勒超声可见从腹主动脉发出双侧肾动脉供应双肾（图 7-2）。在纵切面上，肾脏上方可见低回声的肾上腺（图 7-3）。

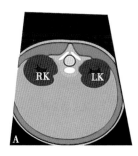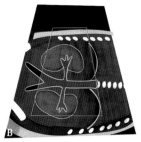

图 7-2　正常肾脏示意图

A. 腹部横切面示脊柱两侧对称的肾脏；B. 冠状切面上
CDFI 示双肾动脉

RK: 右肾; LK: 左肾; CDFI: 彩色多普勒超声

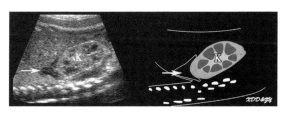

图 7-3　纵切面上正常肾脏及其上方的肾上腺
（箭头所指）

K: 肾脏

正常解剖位置不能发现肾脏，可能是肾脏异位或者缺如（双侧或单侧发育不全），诊断思路见图 7-4。异位最常见于盆腔，罕见异位于对侧。在排除肾脏异位及严重的肾脏萎缩之后，一般可认为这一侧肾脏缺如。如果两侧肾均缺如，膀胱则不会充盈，16 周之后会出现羊水极少，出生后不能存活。

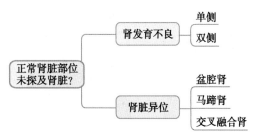

图 7-4　正常肾脏部位未探及肾脏诊断思路

一、单侧肾脏缺如

【超声表现】

单侧肾缺如时患侧肾窝空虚，患侧肾上腺呈"平躺征"（lying down adrenal sign），对侧肾脏增大，彩色多普勒超声（CDFI）仅可显示一侧肾动脉，患侧缺如（图 7-5、视频 7-1），出生后可正常存活。

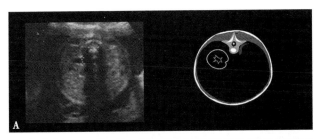

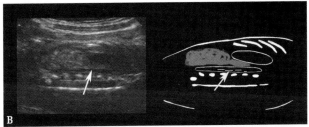

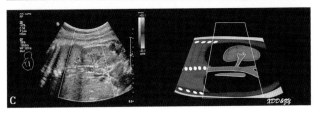

图 7-5 超声仅可显示一侧肾脏

A. 横切面示患侧肾窝空虚；B. 纵切面示患侧肾上腺 "平躺征"（箭头所指）；C. 冠状切面上 CDFI 仅显示一侧肾动脉

CDFI：彩色多普勒超声

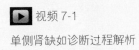 视频 7-1

单侧肾缺如诊断过程解析

【经验点滴】

超声不能显示一侧肾脏时应扩大扫查范围，应仔细寻找有无盆腔肾等异位肾的存在，如没有，方可诊断单侧肾缺如。单侧肾缺如不合并其他异常时预后较好，但应仔细扫查有无合并生殖系统异常。

二、双侧肾缺如

【超声表现】

双侧肾缺如时双侧均未见肾脏，膀胱不充盈（连续观察 1 小时），双侧肾上腺"平躺征"，CDFI 示双侧肾动脉缺如（图 7-6），羊水过少（孕 16 周后）。

子宫壁与胎儿间无羊水缓冲，压迫生长中的胎儿产生典型的 Potter 综合征（Potter 面容、手和脚的畸形等），此外子宫壁对肺的挤压和羊水过少使肺的发育停止，这是致命的。

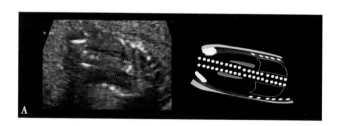

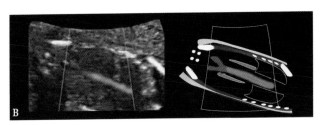

图 7-6 双侧肾脏均未显示

A. 双侧肾上腺呈"平躺征"；B. CDFI 示双侧肾动脉缺如

CDFI：彩色多普勒超声

【经验点滴】

双肾缺如诊断注意事项：

①羊水极少，超声图像质量差；②胎儿体位；③孕 16 周前羊水可能正常；④肠道和肾上腺可能被误认为肾脏；⑤泄殖腔看起来像膀胱；⑥膀胱无尿可能是其他原因造成的。

三、异位肾

异位肾是指肾脏位置异常，肾可以异位于同侧或对侧（图 7-7）。分为盆腔异位肾、交叉异位肾、胸腔异位肾。大多异位于盆腔。

（一）盆腔肾

肾脏不在正常肾窝部位，而位于盆腔。

【超声表现】

患侧正常肾脏位置肾窝空虚、肾上腺呈

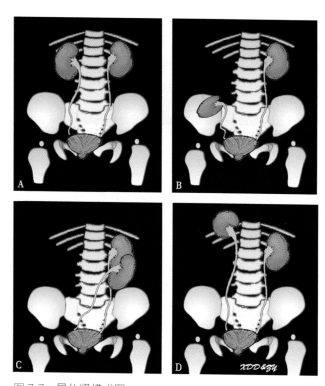

图 7-7　异位肾模式图

A．正常双肾位置；B．盆腔异位肾；C．交叉异位肾；D．胸腔异位肾

"平躺征"，在盆腔内可探及肾脏组织样回声（图 7-8A、B），怀疑单侧肾缺如时要仔细扫查盆腔，以防漏诊盆腔肾。

　　单纯盆腔肾预后好，有时会出现膀胱输尿管反流。

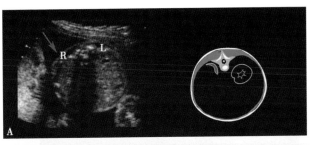

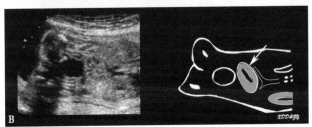

图 7-8　盆腔肾超声图及示意图

A. 右侧肾窝空虚未探及明显肾脏回声；B. 于盆腔内膀胱上方探及肾脏组织样回声（箭头所指）

【经验点滴】

盆腔肾时多存在肾发育不良或肾脏较正常偏小，当肾脏位于盆腔时应注意与周围的肠管相鉴别，不要把周围的肠管误认为盆腔肾或者盆腔肾误认为肠管。

（二）交叉融合肾

交叉融合肾是指患侧肾窝空虚肾脏不存在，对侧肾脏增大呈双叶或呈两个独立的肾脏。

【超声表现】

患侧肾窝空虚未探及明显肾脏回声，对侧肾脏增大呈双叶（图 7-9），也可表现为两个独立的肾脏回声。两根输尿管开始在同侧，快到盆腔时异位肾的输尿管仍回到对侧进入膀胱。通常位于右侧。

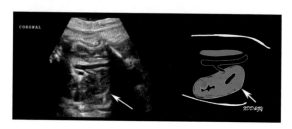

图 7-9　冠状切面显示一侧肾窝空虚，另一侧肾脏增大、呈双叶（箭头所指）

【经验点滴】

交叉融合肾与重复肾均可见两组肾窦回声，故应与重复肾相鉴别。重复肾时，在一组肾脏轮廓中可见两个肾盂呈上下并行排列，肾门朝向相同，其上方肾盂多发育异常，两条输尿管于同侧下行，上方的输尿管多开口于正常输尿管口内下方。交叉融合肾时，有两组相对独立的肾脏形态及相对独立的肾窦和血管系统，异位肾的肾门朝向及肾蒂血管走向角度通常不同，而异位肾的输尿管通常越至脊柱对侧下行，两条输尿管分别在两侧汇入膀胱。

交叉融合肾合并其他严重畸形时预后差，单独存在时儿童期较易发生泌尿系统感染。

四、马蹄肾

马蹄肾是指胎儿双肾下极融合，呈"马蹄征"。

【超声表现】

胎儿双肾下极融合，呈"马蹄征"，融合的双肾组织或结缔组织（峡部）在胎儿主动脉和脊柱前方（图 7-10）。

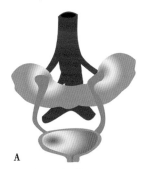

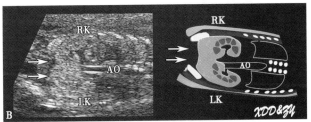

图 7-10　马蹄肾示意图及超声图

A. 马蹄肾示意图；B. 冠状切面示双肾下极在脊柱及腹主动脉前方融合，呈"马蹄征"（箭头所指）

RK：右肾；LK：左肾；AO：腹主动脉

【经验点滴】

马蹄肾的峡部是其特征性表现，超声可在横切面和冠状切面上显示。但是胎儿期肾脏体积小，回声与周边肠管相近，其上下极界限不是特别清晰。如果峡部纤细或为纤维结缔组织，缺乏肾实质结构，则更容易漏诊。当发现以下线索时需怀疑马蹄肾的可能：①肾盂角缩小，由于肾脏旋转上升不良所致；②肾积水，输尿管经峡部腹侧下行，易受到压迫所致。

马蹄肾常合并心血管、骨骼及中枢神经系统畸形，且与染色体异常有一定的相关性。

第二节
肾脏大小与回声

一、肾脏大小

正常胎儿肾脏大小随孕周增加而增大，见表 7-1。

> **记忆方法：孕 24～36 周肾脏大小**
>
> 1．胎儿肾脏纵径不能大于孕周 +13mm。
> 2．胎儿肾脏纵径不能小于孕周。

表 7-1　不同孕周胎儿肾脏长径百分位数

孕周（w）	5th（mm）	50th（mm）	95th（mm）
20	16	21	29
22	20	25	32
24	24	29	36
26	27	32	40
28	30	35	42
30	32	38	45
32	34	40	47
34	36	41	48
36	37	42	50
40	38	43	50

注：蓝色虚框及红色实框分别提示孕 24～36 周胎儿肾脏纵径的第 5 百分位及第 95 百分位数值

二、肾脏回声增强

【超声表现】

肾脏回声明显较肝脏增强（图 7-11）。

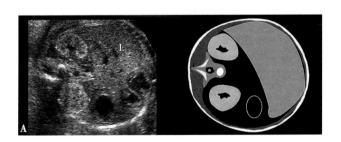

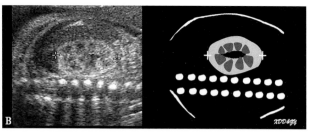

图 7-11　二维超声显示肾脏回声增强

A. 横切面示双肾回声明显强于肝脏回声；B.纵切面示肾脏回声增强

L：肝脏

【经验点滴】

肾脏回声增强时，应结合肾脏大小及有无合并其他异常来综合判断，诊断思路见图 7-12。

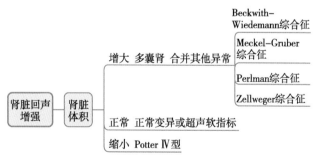

图 7-12　肾脏回声增强时疾病诊断思维导图

三、肾脏多囊性疾病

肾脏多囊性疾病的分类，目前广泛采用的是

Potter 分类法，将大多数胎儿肾脏多囊性疾病分为四型：Potter Ⅰ型：婴儿型多囊肾；Potter Ⅱ型：多囊性肾发育不良；Potter Ⅲ型：成人型多囊肾；Potter Ⅳ型：梗阻性囊性肾发育不良，其病因、遗传方式、临床特征及预后均明显不同。

口诀：

儿多成根

解读：

儿：代表婴儿型多囊肾（Potter Ⅰ型）；

多：代表多囊性肾发育不良（Potter Ⅱ型）；

成：代表成人型多囊肾（Potter Ⅲ型）；

根：代表梗阻性囊性肾发育不良（Potter Ⅳ型）。

记忆方法：

儿子多了就成了家里的根。

（一）Potter Ⅰ型

婴儿型多囊肾，为常染色体隐性遗传性多囊肾（ARPKD）。

【超声表现】

双肾体积明显增大、回声增强、肾脏皮髓质分界不清（图7-13）。回声增强是由于多个小囊肿的界面反射形成（图7-14），膀胱不可见；孕

16 周后出现明显的羊水过少。常合并肝脏纤维化，且肾脏改变与肝脏病变程度成反比，所以有必要对肝脏进行详细检查。

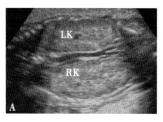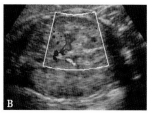

图 7-13　婴儿型多囊肾声像图

A．双肾弥漫性增大，皮髓质分界欠清，羊水几乎无；

B．CDFI 示双肾动脉进入肾脏

LK：左肾；RK：右肾；CDFI：彩色多普勒超声

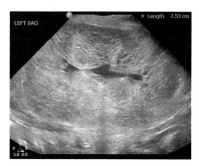

图 7-14　婴儿型多囊肾放大超声图像，可见密集细小囊肿

【经验点滴】

在父母均为携带者的情况下患病风险为 25%，预后差。超过 30% 的受影响的个体在新生儿早期因为呼吸功能衰竭而死亡，大多数生存的婴儿发展为高血压，20%～45% 在 15 年内发展为肾病。

成年期患者，并发肝脏疾病占主导地位。

（二）Potter Ⅱ型

多囊性发育不良肾（multicystic displastic kidney，MCDK），是由于孕 10 周后，肾盂或近段输尿管完全梗阻导致。

【超声表现】

肾脏增大，肾组织被多个大小不等、互不相通的无回声区所取代（图 7-15）。约 75%～80% 是单侧的，部分为双侧发病。膀胱和羊水量通常是正常的。

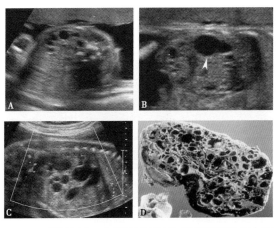

图 7-15　多囊性发育不良肾声像图及标本图

A．胎儿腹部横切面显示一个增大的肾脏，肾组织被多个互不相通的囊肿取代；B．囊肿大小不等，箭头为一个较大的囊肿；C．肾脏结构破坏，CDFI无法显示分支状肾段动脉；D．大体标本切面显示肾组织被多个大小不等互不相通的囊肿所取代

CDFI：彩色多普勒超声

【经验点滴】

单侧 MCDK，绝大多数预后是好的，也有报道此类患者常合并高血压及感染；双侧 MCDK，孕晚期常会出现胎儿肾功能不全及羊水过少，预后较差。

（三）Potter Ⅲ型

成人型多囊肾，为常染色体显性遗传性多囊肾（ADPKD）。

【超声表现】

肾脏中等程度增大，肾皮质回声增强，皮髓质分界清晰（图 7-16），有时也会合并囊肿，膀胱和羊水量正常。

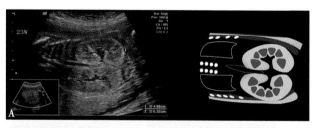

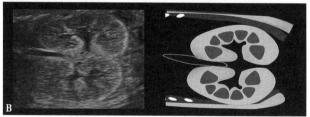

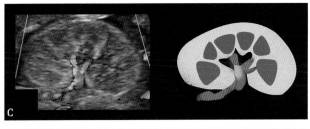

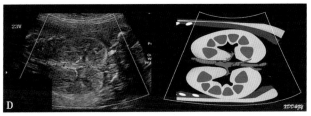

图 7-16　成人型多囊肾声像图及示意图

A. 肾脏长径明显大于第 90 百分位；B. 肾脏皮髓质分界清晰；

C. CDFI 示肾动脉进入肾脏；D. CDFI 可见肾动脉分支

CDFI：彩色多普勒超声

【经验点滴】

通常在 30～50 岁时出现症状，但可以在有家族史的胎儿中检出，胎儿期即被诊断。如胎儿在出生后一年就出现高血压，通常预后较差。超声发现此类胎儿异常时应对父母进行检查。

（四）Potter IV 型

梗阻性囊性肾发育不良，是由于孕 10 周前即发生的尿路严重梗阻所造成。

【超声表现】

肾脏体积减小、肾脏回声增强和周围皮质囊肿，常合并肾盂积水（图7-17）。在双侧发病的病例中，由于与早期严重的下尿道梗阻有关，合并膀胱明显增大，膀胱壁增厚（图7-18），羊水过少。

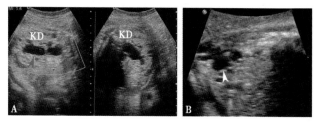

图7-17　梗阻性囊性肾发育不良声像图
A. 双肾体积减小、回声增强、肾窦分离；B. 可见皮质内小囊肿部分融合（如箭头所示）
KD：肾脏

【经验点滴】

双侧发病的病例，预后较差，由于羊水过少，新生儿常因肺发育不良而死亡。单侧发病的病例，由于患侧肾功能受损或肾衰竭，预后取决于对侧肾脏有无异常及是否合并其他异常。

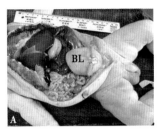

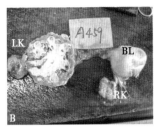

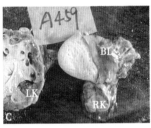

图 7-18　引产男性胎儿大体标本图

A．下尿道梗阻，膀胱高度充盈；B．左肾肾盂扩张，左肾皮质内见数个囊肿，右肾明显发育不良、萎缩；C．膀胱壁明显增厚

BL：膀胱；LK：左肾；RK：右肾

（五）Meckel-Gruber 综合征

是指脑膨出、多囊肾、多指三联症（图 7-19）。

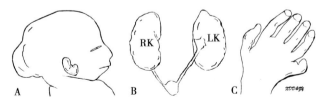

图 7-19　Meckel-Gruber 综合征示意图

A．脑膨出示意图；B．多囊肾示意图；C．多指示意图

RK：右肾；LK：左肾

【经验点滴】

Meckel-Gruber 综合征是一种常染色体隐性遗传的致死性疾病，常合并唇腭裂、心脏发育异常、肝胆管发育不良、生殖器形态异常等其他畸形及羊水过少。

第三节
肾盂扩张

在胎儿肾脏横切面上测量肾窦前后径（图 7-20），一般 32 周前不超过 4mm、33 周以后不超过 7mm。肾窦分离＞10mm 诊断为肾积水。积水肾脏的肾皮质厚度＞5mm、肾窦分离小于 1/3 肾脏直径的胎儿出生后肾脏功能往往正常。胎儿肾积水表现为肾脏集合系统扩张（图 7-21），是泌尿道轻微—中度梗阻的表现及极少数的非梗阻性的病变，亦可能是泌尿生殖系统正常发育过程中的一个短暂表现。70% 肾窦分离是单侧的。引起肾窦分离的常见原因见表 7-2。

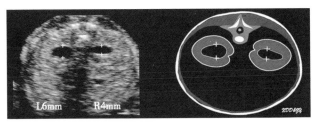

图 7-20　在胎儿肾脏横切面上测量左右肾窦前后径，
左肾窦分离 6mm、右肾窦分离 4mm

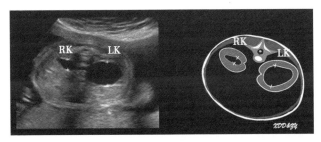

图 7-21　孕 35 周胎儿右肾窦分离 6mm，
左肾窦分离 15mm

RK：右肾；LK：左肾

表 7-2　肾窦分离常见原因

原因	发生率
一过性肾积水	41%～88%
肾盂输尿管连接处狭窄	10%～30%
膀胱输尿管反流	10%～20%
巨输尿管 / 输尿管膀胱连接处狭窄	5%～10%
多囊性肾发育不良	4%～6%
后尿道瓣膜 / 尿道闭锁	1%～2%
输尿管囊肿 / 重复肾	5%～7%
其他	不常见

【经验点滴】

一般来说，超声表现的严重程度和临床情况取决于梗阻的严重程度、发病时间和持续时间，应综合考虑各种因素：羊水量，扩张的水平和程度，发病时间，是单侧还是双侧及是否合并其他异常。但应注意，早期双侧尿路梗阻可能不表现为肾盂积水，而是表现为肾脏多囊性发育不良的改变和羊水过少。

1. 肾盂输尿管连接处狭窄（图7-22、视频7-2），是最常见的新生儿肾积水的原因，10%双侧性，罕见引起肾脏发育不良。

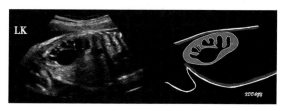

图7-22 肾盂输尿管连接处狭窄所致肾积水

 视频7-2

肾盂输尿管连接处狭窄致肾积水诊断过程解析

2. 膀胱输尿管反流 包括连续或间歇性尿液从膀胱逆流至输尿管。在产前超声上可无特异性表现，也可表现为输尿管迂曲扩张、肾积水

（图 7-23），需与原发性巨输尿管鉴别。预后良好，35% 以上的病例反流在 2 岁内可自行消失。

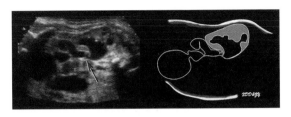

图 7-23　输尿管迂曲扩张伴肾积水

3．重复肾　是由于胚胎时期输尿管芽顶部分化即将完成时，其主干出现分裂所致，使肾内有两套集合系统，上肾段较小，上肾段肾盂连接的输尿管通常异位开口在膀胱，从正常输尿管膀胱开口的下方和内侧开口到膀胱（图 7-24），而且开口处往往有输尿管囊肿。下极的输尿管往往正常开口但有反流。遵循 Weigert-Meyer 定律。

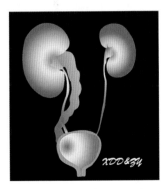

图 7-24　重复肾、输尿管膀胱异常开口示意图

【超声表现】

肾脏体积增大，有两个互不相通的肾盂，上极的肾盂积水，膀胱内可见输尿管囊肿（图 7-25、视频 7-3）。

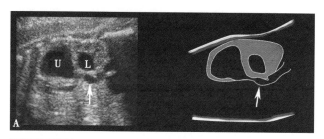

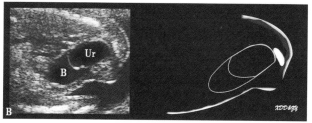

图 7-25　重复肾上极肾盂积水及输尿管囊肿声像图

A. 上极肾盂扩张、与之相连的输尿管扩张（箭头所示）；

B. 膀胱内输尿管囊肿

U：上极；L：下极；B：膀胱；Ur：输尿管囊肿

 视频 7-3

重复肾动态图

【经验点滴】

当上极肾盂积水很明显时，囊状扩张的输尿管上段可能会影响和遮挡下段，使超声诊断更加复杂化。在这些情况下，唯一提示重复肾的征象是输尿管囊肿。应注意并不是所有重复肾都会产生输尿管肾盂积水。本病预后良好，产后仅35% 婴儿出现输尿管囊肿和异位开口的临床症状，手术治疗效果良好。

第四节
膀胱异常

妊娠 10 周左右胎儿开始产生尿液，产前超声也随即能观察到胎儿膀胱。妊娠 12 周时胎儿膀胱的超声显示率可达 100%。胎儿膀胱在超声上表现为盆腔内圆形或椭圆形的无回声区。生理情况下，膀胱壁的厚度不超过 2～3mm，膀胱两侧可见两条脐动脉走行（图 7-26），可通过脐动脉来鉴别胎儿膀胱和盆腔内其他的囊性结构。

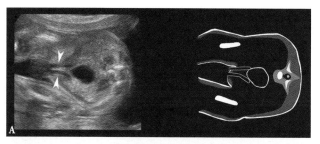

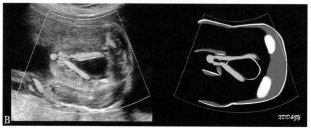

图 7-26　正常膀胱及脐动脉声像图

A. 孕 34 周胎儿盆腔横切面，显示膀胱壁及两侧的脐动脉（箭头）；B. 能量多普勒显示膀胱两侧分开走行的脐动脉

一、膀胱是否显示

如果膀胱不能显示，可以使用图 7-27 的分析法则。

二、膀胱扩张

胎儿巨膀胱（megacystis）是一个超声征象，产前超声发现率大约为 0.06%。超声声像图主要

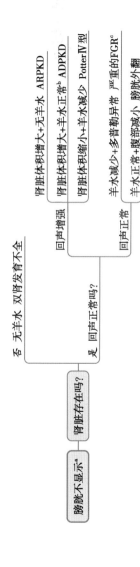

图 7-27　膀胱不显示时的超声诊断思路

a. 排除膀胱生理性排空的情况；b. 有时羊水也会减少；c. 常合并因肠系膜缺血所致的肠道回声增强

ARPKD：婴儿型多囊肾；ADPKD：成人型多囊肾

表现为胎儿下腹部异常增大的无回声区。早孕期膀胱纵径持续≥7mm 或中晚孕期胎儿盆腔内巨大膀胱且持续观察 45 分钟以上不排空即可诊断为胎儿巨膀胱。

多种不同的病因可引起巨膀胱，且不同病因所致的胎儿肾功能损害及预后不同。导致巨膀胱的病因分为梗阻性和非梗阻性。梗阻性原因最常见的是下尿道梗阻（lower urinary tract obstruction，LUTO），包括：后尿道瓣膜（posterior urethral valves，PUV）、尿道闭锁（urethral atresia）、尿道狭窄等。非梗阻性原因包括：梅干腹综合征（prune belly syndrome，PBS）、巨膀胱 - 小结肠 - 肠蠕动迟缓综合征（megacystis-microcolon- intestinal hypoperistalsis syndrome，MMIHS）、膀胱输尿管反流（vesicoureteral reflux，VUR）、染色体异常（主要为 13- 三体、18- 三体）、原发性巨尿道及神经源性巨膀胱。也有部分不明原因的巨膀胱及一过性正常变异。不同病因引起的巨膀胱的鉴别诊断见表 7-3。胎儿巨膀胱可合并其他结构异常及部分复杂综合征，亦常合并肾功能不全及肺发育不全。

表 7-3　PUV、PBS、MMIHS 的鉴别诊断

特征	PUV	PBS	MMIHS
"钥匙孔"征	+	− −/+	− −/+
膀胱壁	进行性增厚	薄	薄
羊水	过少	过少	正常或增多
胎儿性别	仅见于男性	男性多见（97%）	女性多见（80%）
发生概率	常见	不常见	罕见

PUV：后尿道瓣膜；PBS：梅干腹综合征；MMIHS：巨膀胱 - 小结肠 - 肠蠕动迟缓征；"+"代表存在；"--/+"代表不存在或偶尔存在

（一）后尿道瓣膜

后尿道瓣膜（PUV）是胎儿下尿道梗阻（LUTO）最常见的原因，仅发生于男性患儿，发生率约 1/8 000～1/25 000。PUV 造成尿路梗阻，导致尿道扩张，膀胱内压力增高，膀胱过度充盈、膀胱壁进行性增厚及双肾积水，而尿液进入羊膜腔受阻，导致羊水过少。

【超声表现】

产前超声表现为巨膀胱、膀胱壁进行性增厚及"钥匙孔"征（图 7-28）、羊水过少，严重者可导致输尿管扩张及肾积水，并可出现尿性腹水（urine ascites）。"钥匙孔"征是后尿道梗阻患者膀胱和后尿道扩张的征象，是产前超声诊断 PUV 的一个敏感指标，其诊断 PUV 的敏感性为 94%、特异性为 43%。

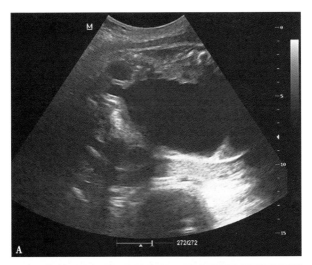

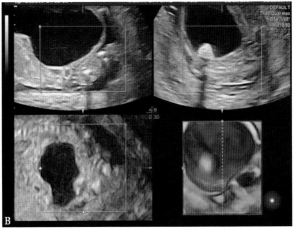

图 7-28 胎儿巨膀胱、"钥匙孔"征二维及三维超声
声像图

A．二维超声声像图示胎儿巨膀胱、"钥匙孔"征、膀胱壁增厚；

B．三维超声声像图示胎儿巨膀胱、"钥匙孔"征、膀胱结石

【经验点滴】

本病总病死率为 63%，出生后，30% 在 4 岁内出现终末期肾衰竭。如果中孕期出现羊水过少，肾盂积水及肾实质回声增强，预后极差。如果整个孕期羊水正常，肾积水稳定，则预后良好。

（二）梅干腹综合征

梅干腹综合征（PBS）是一种罕见的先天异常，常为散发性，活产儿发生率约 1/50 000～1/30 000，主要为三联症：腹壁菲薄扩张（平滑肌组织及结缔组织发育不全）、泌尿生殖系统畸形伴巨膀胱及肺发育不良，部分患儿有隐睾、肢体异常及心脏畸形。

【超声表现】

产前超声表现为胎儿腹壁菲薄膨隆、巨大膀胱占据整个腹腔、膀胱壁菲薄、膈肌上抬、胸廓狭小、羊水过少、未见明显"钥匙孔"征（图 7-29）。启用三维超声，可见胎儿"薄如蝉翼"的腹壁。

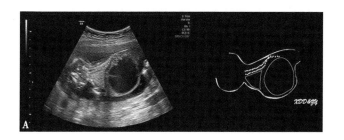

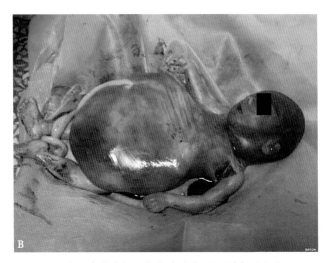

图 7-29 梅干腹综合征二维超声声像图及引产后大体标本图

A. 二维超声声像图示胎儿巨膀胱、腹壁菲薄膨隆、胸廓狭小；B. 引产标本示腹部膨隆

【经验点滴】

PBS 主要发生于男性胎儿（占 97%），在双胎中发生率更高，亦有报道经辅助生殖技术受孕的胎儿发生率明显高于自然受孕胎儿。本病预后不良，早期即出现羊水过少导致肺部发育不良而死亡，活产儿 60% 以上出生后一周内死亡。

（三）巨膀胱－小结肠－肠蠕动迟缓综合征

巨膀胱－小结肠－肠蠕动迟缓综合征（MMIHS）是一罕见的先天性常染色体隐性遗传疾病，常有家族史，有 25% 再发风险，且女性胎儿发病率高于男性胎儿（女：男 =4：1），主要特征为非梗阻性巨膀胱、肾盂积水、输尿管扩张、肠蠕动迟缓及小结肠。

【超声表现】

产前超声主要表现为巨膀胱、膀胱壁菲薄、肠管或胃泡扩张、羊水正常或过多，"钥匙孔"征不明显（有时亦可有）（图 7-30）。

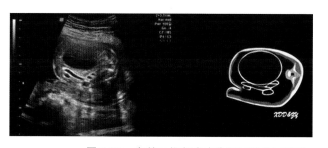

图 7-30　产前二维超声声像图示胎儿巨膀胱、肠管扩张

【经验点滴】

结合巨膀胱、肾积水及胃肠道扩张等征象，可对本病作出基本诊断，但超声较难判断肠蠕动迟缓。最终确诊需依靠遗传学检测。本病预后差，是致死性的。

三、膀胱 / 泄殖腔外翻

膀胱外翻（bladder extrophy，BE）是一种

非常罕见的先天性畸形，发病率为 1/50 000～1/30 000，男女比例为 2.3∶1。膀胱外翻时膀胱前壁缺乏，后壁黏膜暴露于羊水中，可能是由于下腹壁不完全闭合造成，常合并耻骨分开、脐下移和生殖器异常。膀胱外翻可以孤立存在，也可以是复杂综合征的一部分，可为泄殖腔外翻（OEIS）的表现之一。胚胎发育早期，泄殖腔本应被尿直肠隔分隔为直肠和尿生殖窦，而在此之前泄殖腔膜消失，导致膀胱和直肠均暴露于腹腔之外，造成泄殖腔外翻。泄殖腔外翻包括：脐膨出（ompholocele）、膀胱外翻（extrophy）、肛门闭锁（imperforate anus）和脊柱裂（spina bifida）。单纯膀胱外翻时，可有正常的结肠直肠。

【超声诊断】

盆腔未见正常的膀胱和可见一个中等回声实质性肿块从下腹壁突出，羊水量正常。本病还合并其他异常，包括脐带插入点下移、耻骨分离和阴茎短小等，但这些表现超声不容易识别。胎儿膀胱未显示、下腹壁膨出物及下腹部两侧脐动脉呈平行走行为膀胱外翻的特征性超声征象（图 7-31）。

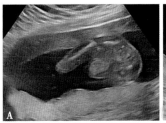
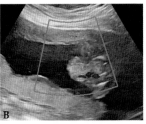
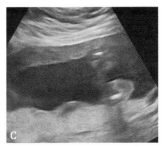

图 7-31　膀胱外翻

A．脐下方可见一包块，羊水正常；B．膀胱不清；
C．生殖器显示不清

【经验点滴】

当胎儿双肾正常显示、羊水量正常而膀胱未显示时，不能单纯地认为膀胱排空，应多次动态观察并仔细寻找有无上述征象存在，以防漏误诊。

膀胱外翻应与其他下腹壁肿块如脐膨出、腹裂等鉴别，后者胎儿盆腔可显示膀胱为主要鉴别依据。

膀胱 / 泄殖腔外翻时由于出生后手术治疗困难，并发症发生率较高，故预后较差。

第五节
生殖系统异常

　　男性外生殖器畸形主要包括尿道下裂、隐睾、小阴茎和先天性腹股沟疝。女性生殖系统畸形包括双子宫或双角子宫、双阴道畸形及阴道闭锁、卵巢囊肿等，此外还有假两性畸形和真两性畸形。

　　胎儿生殖系统畸形是产前超声诊断最困难的畸形之一，当发现外生殖器异常时，应对胎儿各系统进行详细筛查，尤其是消化系统、泌尿系统及会阴部器官的筛查，并结合染色体核型分析、内分泌激素检测，为产前诊断提供更充分的依据。

一、尿道下裂

　　尿道下裂（hypospadia）是指尿道异位开口于阴茎腹侧至会阴部的任何平面，发病率约0.02%~0.04%，是因内胚层折叠失败所致，与遗传、环境、母亲高龄或孕早期服药等因素有关。尿道下裂是男性胎儿最常见的外生殖器畸形，染色体异常发生率约9.4%。

【超声诊断】

胎儿阴茎短小或显示不清、阴茎向腹侧弯曲、阴茎头部变钝呈"眼镜蛇"征，阴囊分裂呈"郁金香"征（图7-32、视频7-4），排尿时可见尿流形态异常。"郁金香征"是尿道下裂的特征性超声表现。

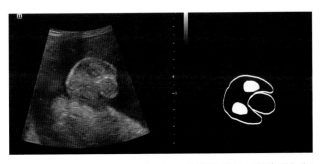

图 7-32 阴囊分裂呈"郁金香"征

▶ 视频 7-4

尿道下裂

【经验点滴】

由于产前超声不常规扫查胎儿外生殖器，故尿道下裂的漏诊、误诊率较高，而尿道下裂畸形对患儿及父母身心均造成不良影响，故应引起足够重视。

二、卵巢囊肿

卵巢囊肿是女性胎儿卵巢内有功能的良性囊肿，是女性胎儿腹腔内最常见的囊肿，表现了胎儿卵巢对循环激素水平增加的反应。

【超声诊断】

中晚孕期女性胎儿腹部无回声区或混合性回声（急性扭转出血所致），单侧多见，常呈单房囊肿（图 7-33），有时有子囊肿。10% 的病例伴羊水过多，可能为囊肿较大压迫导致继发性肠梗阻所致。

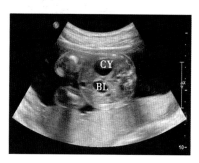

图 7-33　盆腔内膀胱水平可见单房无回声区、壁光滑、形态规则
BL：膀胱；CY：囊肿

【经验点滴】

卵巢囊肿需与腹腔积液、肠重复畸形、肠系膜囊肿、膀胱憩室等鉴别。卵巢囊肿不与肠管相连、

不随膀胱排尿而改变、有时有子囊肿为鉴别要点。当有出血呈混合性回声时需要与畸胎瘤相鉴别。

卵巢囊肿预后较好，大部分病例出生后自行消退，少数可能发生扭转。

胎儿泌尿生殖系统的检查思路必须建立在三维立体的概念之上：

X轴为泌尿系统本身，就如一条河流，上游缺水，下游必然会干涸（发生羊水过少等），下游梗阻，上游必然会河水泛滥（如肾盂积水、输尿管扩张等）。

Y轴为时间轴，整个孕期40周，中间有很多节点，因为17周前大部分羊水的来源是羊膜渗出，故严重的羊水过少发生在17周以后。但是，如果双肾缺如合并上消化道闭锁、肺囊腺瘤等病变时，羊水过少可能并不很严重。

这就要引出第三根轴—Z轴—综合轴：当发现泌尿生殖系统畸形时，很有可能同时伴发其他系统畸形，首当其冲的是心血管系统，同时还必须仔细检查消化系统、骨骼系统、中枢神经系统等。

对于羊水过少及会阴部泌尿生殖道畸形的病例，超声诊断较难，如能联合胎儿磁共振，将会提供更多有用的信息，有利于胎儿畸形的诊断。

（张丽丽　凌　晨　殷林亮　邓学东）

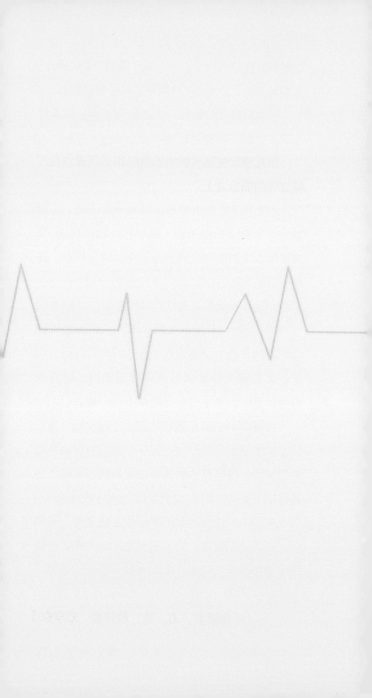

第八章

胎儿骨骼发育异常的鉴别诊断

第一节
胎儿骨骼发育异常超声征象及诊断思路

一、颅面骨

1. 颅骨骨化　颅骨骨化不全，颅骨后方声影减弱或无声影，在颅内近场和远场的解剖结构均可清晰显示，用超声探头轻压胎儿颅骨，颅骨变形，也标志胎儿骨骼骨化差，常见低磷酸酯酶症，成骨不全和软骨成长不全。颅骨的回声强弱可与脑中线对比，高于脑中线回声强，骨化好，回声低于脑中线，回声弱，骨化差（图 8-1）。

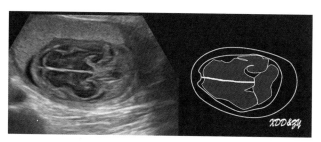

图 8-1　颅骨骨化差，明显低于脑中线回声，颅内脑组织可清晰显示

2. 头形异常　头形异常常用胎头指数评估

即：双顶径/枕额径，正常值75%～85%（图8-2），头形异常常见有如下几种：

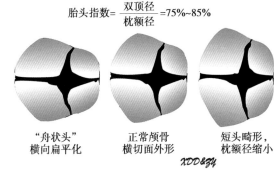

$$胎头指数=\frac{双顶径}{枕额径}=75\%\sim85\%$$

"舟状头"
横向扁平化

正常颅骨
横切面外形

短头畸形，
枕额径缩小

图8-2 胎儿头颅横切面

舟状头：短头畸形，枕额径缩小

（1）柠檬头（图8-3）：是开放性脊柱裂的特征之一，常伴小脑的香蕉征及脑积水。

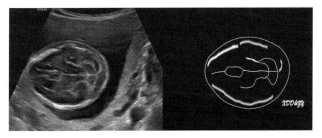

图8-3 胎儿头形呈"柠檬头"，小脑呈"香蕉征"

（2）草莓头：18-三体的征象之一，注意合并畸形的扫查。

（3）分叶状颅：为颅缝早闭的常见表现（图 8-4），纯合子软骨发育不全，致死性侏儒，脑积水可以出现分叶状颅。

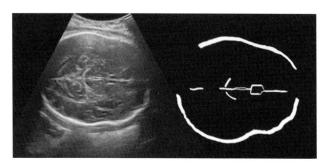

图 8-4　分叶状颅：颅缝早闭的结果

（4）前额突出（图 8-5）：通常是在评估胎儿唇部切面，或面部正中矢状切面进行。同时还需对胎儿鼻骨进行评估。前额突出通常出现在软骨发育不全和颅缝早闭，但严重脑积水也会导致前额突出。

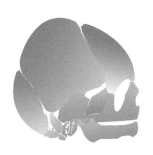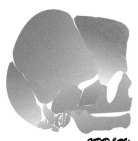

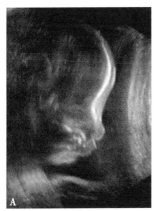
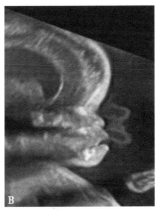

图 8-5 面部正中矢状切面

A. 正常的前额；B. 前额突出

（5）沃姆骨（Wormian bones）：存在于囟门的小骨头（图 8-6），他们可能与锁骨 - 颅骨发育不全，成骨不全，21- 三体综合征，甲状腺功能减退，郝 - 吉综合征有关。

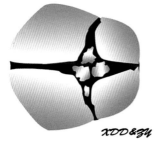
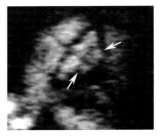

图 8-6 沃姆骨：存在于囟门的小骨头

3. 头形异常诊断思路 见图 8-7。

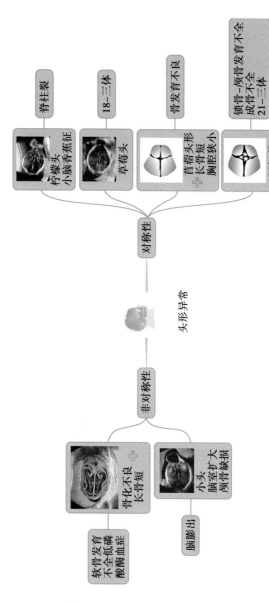

脊柱裂

柠檬头
小脑香蕉征

18-三体

草莓头

骨发育不良

首楂头形
长骨短
胸腔狭小

锁骨-颅骨发育不全
成骨不全
21-三体

沃姆骨

对称性

头形异常

非对称性

骨化不良
长骨短

软骨发育
不全低磷
酸酶血症

小头
脑室扩大
颅骨缺损

脑膨出

图 8-7　胎儿头形异常诊断思路

4. 面部异常（详见本书第三章）。

二、胸廓

1. 胸廓异常的判断　测量胸围通常在四腔心切面，胸围与腹围的比值应为 80%～100%（图 8-8）。该切面还应观察肋骨的长度，正常肋骨应环绕大约 2/3 胸腔边缘，肋骨外缘光滑连续。在胸壁外侧旁矢状切面或三维（图 8-9），评估肋骨骨化程度，是否存在骨折以及肋骨之间的间距。并在正中矢状切面观察胸腹交界点，正常胎儿胸腔呈钟形，胸腹连接光滑圆润。

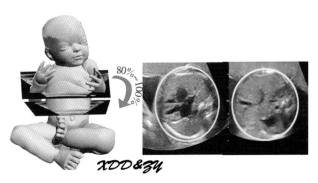

图 8-8　胎儿胸围与腹围比值应为 80%～100%

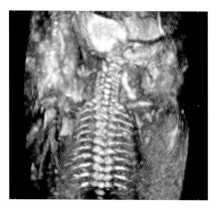

图 8-9 三维评估肋骨骨化程度，是否存在骨折以及肋间隙改变

2. 胸廓的常见异常

（1）胸腔狭小：在致死性骨骼发育不良中，胸廓狭小是致死的重要因素。在四腔心切面胸廓的直径与腹径的比值<80%。在矢状切面，心脏占据整个胸腔，腹部突起，胸腹连接点凸起。

（2）短肋：肋骨未达到胸廓周长的 1/2 以上。短肋通常出现在致死性侏儒，热纳综合征和短肋多指综合征中。

三、胸腔发育不良

胸腔发育不良为主要特征的骨发育异常鉴别诊断思路如图 8-10。

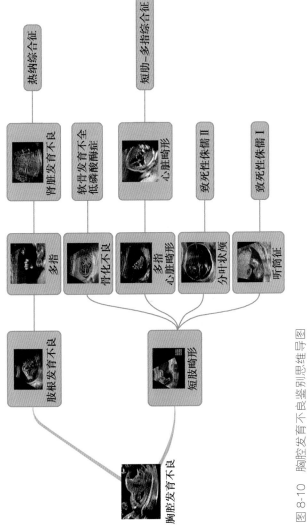

图 8-10 胸腔发育不良鉴别思维导图

热纳综合征

肾脏发育不良

软骨发育不全
低磷酸酶症

短肋-多指综合征

心脏畸形

多指

骨化不良

多指
心脏畸形

致死性侏儒 II

分叶状颅

致死性侏儒 I

听简征

肢根发育不良

短肢畸形

胸腔发育不良

四、脊柱

1. 观察要点 超声评估胎儿脊柱，应仔细观察每个椎骨的三个骨化中心的强回声（图 8-11）及脊柱整体连续性、生理曲度。脊柱正中矢状切面提供了椎骨的椎体骨化中心到包络软骨的距离（图 8-12）及邻近椎间盘的空间大小。椎体骨化缺陷是软骨成长不全/软骨形成不足的典型表现。应注意脊柱的轮廓和软组织的异常是否存在。

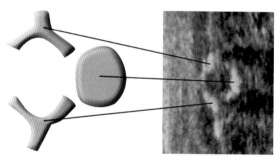

图 8-11 每个正常的椎体都有三个骨化中心强回声

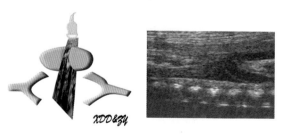

图 8-12 脊柱正中矢状切面提供了椎骨的椎体骨化中心到包络软骨的距离

2. 常见脊柱的异常

（1）脊柱成角畸形：多见于半椎体畸形，半椎体在冠状切面可显示某一椎体或多个前骨化中心移位，与其他椎体前骨化中心排列不在同一线上，移位的骨化中心位于脊柱侧弯的顶峰处；脊柱横切面显示脊髓周围椎骨环缺失。三维超声可直观显示脊柱的成角畸形，及椎体骨化中心体积变化及位移（图 8-13、图 8-14、视频 8-1）。因此，应在脊柱的三个垂直平面仔细观察脊柱的三个骨化中心，才能作出诊断。在致死性骨发育不全和软骨成长不全也可以发生脊柱弯曲。

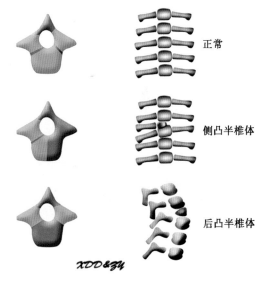

正常

侧凸半椎体

后凸半椎体

图 8-13　由于部分椎体发育不完全而导致脊柱弯曲

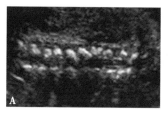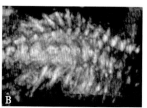

图 8-14　脊柱侧弯

A．二维超声；B．三维超声

视频 8-1

半椎体

A．二维超声冠状切面显示脊柱侧弯；

B．三维超声图像脊柱侧弯

（2）尾骨退化不良：为骶骨尾骨发育不良或完全缺失（图 8-15），最严重类型为美人鱼综合征。

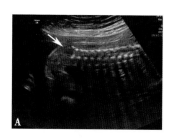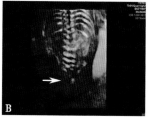

图 8-15　骶尾部发育不良

A．二维骶尾部完全缺失（箭头）；B．三维骨骼模式（箭头）

（3）脊柱裂（详见本书第二章）。

五、四肢骨

四肢骨异常主要分为长骨异常、关节畸形、指趾畸形。

1. 长骨形态异常

（1）长骨的长度：长骨短于正常 2 个标准差（图 8-16、图 8-17）或低于第 5 百分位数为长骨偏短。胎儿股骨长度至少低于该孕周股骨长度平均值 2 个标准差以上，或孕中期胎儿股骨长度估测孕周小于月经 2.5～3 周以上，晚孕期小于月经龄 4 周以上，才能在超声报告中明确提示胎儿股骨短小。正常胎儿股骨长度与足底长比>0.87，它（股骨长度 / 足底长度）不受胎龄的影响，当<0.87 时可判断股骨偏短（图 8-18）。

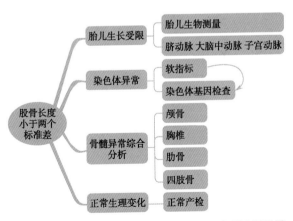

图 8-16　股骨长度小于两个标准差诊断思路

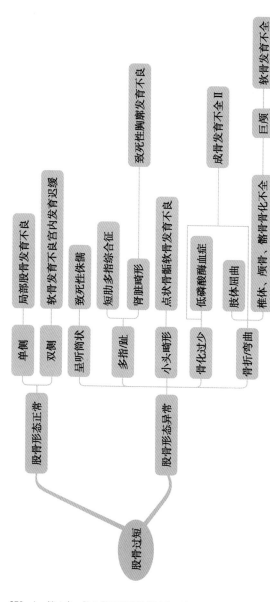

图 8-17 股骨过短，小于四个标准差思路图

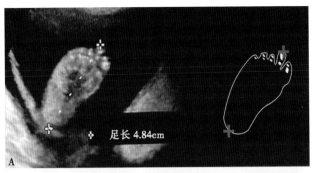

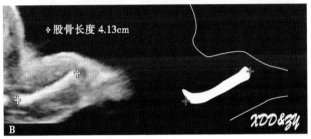

图 8-18　23⁺³ 周胎儿股骨长度与足长比<0.87，
提示股骨偏短

A．足长 4.84cm；B．股骨长度 4.13cm

（2）长骨弯曲：（图 8-19）股骨的弯曲、骨折均提示软骨发育不良、肢体屈曲的可能，若同时合并股骨两端骨骺的膨大，股骨呈听筒征时提示致死性侏儒的可能。

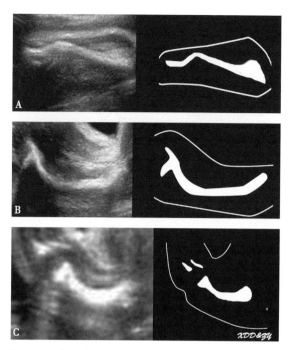

图 8-19　长骨弯曲

A. 胎儿成骨不全股骨骨折弯曲；B. 胎儿肢体屈曲症股骨呈曲线弯曲；C. 致死性侏儒胎儿股骨呈听筒状，两端膨大中间弯曲

（3）长骨的缺如：①完全性的上臂、前臂或大腿、小腿的缺如，完全缺失可以是胚胎时期肢芽未发育，也可与羊膜带综合征有关，上肢缺失残留少许芽状结构考虑于海豹儿。②桡骨发育不全或缺如：呈现手掌向桡侧异常偏曲，常合并大拇指缺如或发育不全（图 8-20）。常见于霍 - 奥综合征，血小板减少 - 桡骨缺如综合征，18- 三

体等。③截肢样畸形：与羊膜带综合征有关，从近端向远端扫查肢体结构（软组织和骨组织）突然中断，如刀切样（图 8-21）。

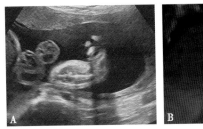
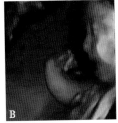

图 8-20　桡骨缺如

A．手桡侧偏斜二维超声图像；B．三维超声图像

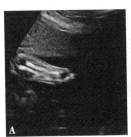
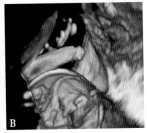

图 8-21　截肢样畸形

A．胎儿上肢远端肢体结构（软组织和骨组织）突然中断，如刀切样；B．三维图

▶ 视频 8-2

尺桡骨区分视频

2. 常见手和脚的异常

（1）先天性多指/趾或缺指/趾：超声检查难点，可分为骨性多指和软组织性多指/趾（图 8-22、图 8-23），后者多见。缺指/趾手足指/趾的单个或多个的缺如或指/趾节的缺如（表 8-1）。常与染色体相关，产前诊断较困难，主要因胎儿手掌常处于握拳或半握拳状态，胎儿身体或胎盘遮挡。

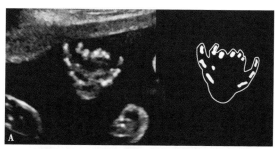

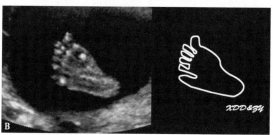

图 8-22　多指/趾
A. 多指；B. 多趾

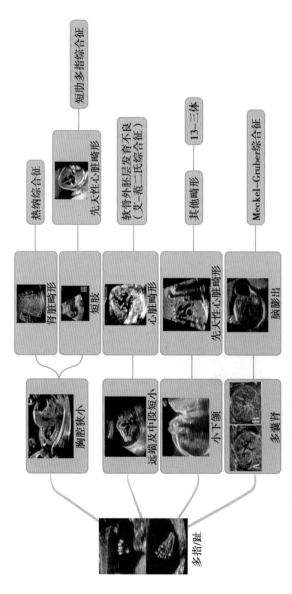

图8-23 以多指为特征的先天畸形的超声鉴别诊断思维导图

表 8-1 以缺指为特征的先天畸形的超声鉴别诊断

先天性缺指	+ 短肢 + 唇腭裂	罗伯茨综合征
	+ 桡骨发育不良 + 小下颌 + 复杂畸形	18- 三体
	+ 唇腭裂式先天性颧骨发育不良	先天性缺指外胚层发育不良
	+ 小下颌 + 外耳廓畸形	纳赫尔面骨发育不全综合征
	+ 无其他畸形	分裂手 - 足综合征

（2）手掌形态异常：主要包括爪形手及重叠指（图 8-24、视频 8-3、视频 8-4），与染色体密切相关多见于 18- 三体、13- 三体。

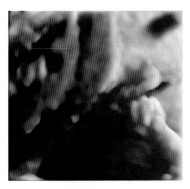

图 8-24　重叠指

▶ 视频 8-3

重叠指

视频 8-4

爪形手

（3）足内翻：主要畸形为跟骨和其他跗骨之间关系异常。正常胫腓骨与足底保持垂直，两者不能同时显示。足内翻畸形时，胫腓骨长轴切面同时显示足底，且这种关系持续存在，不随胎动而改变（图 8-25）。

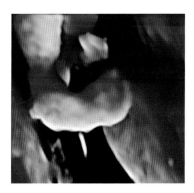

图 8-25　足内翻

（4）关节挛缩：是指肌肉异常挛缩，将肢体固定在特定解剖区域。它可以是区域性的，只影响下肢或上肢。也可以呈多发性，几乎所有的肌肉受到影响（表 8-2）。

表 8-2　与关节挛缩相关疾病的鉴别诊断

关节挛缩			
下肢	+ 小下颌 + 小眼畸形		脑 - 眼 - 面 - 骨骼综合征
上下肢	+ 小头畸形 + 白内障 + 肌肉体缺失 + 小脑发育不全 + 并趾		努 - 纳综合征
下肢	+ 心脏异常 + 脐膨出		18- 三体
上下肢	+ 小下颌 + 水肿		胎儿运动不能变形序列征
上下肢	+ 小下颌 + 翼状胬肉 + 水肿		多翼状胬肉综合征

第二节
致死性骨发育不良的超声诊断

一、成骨发育不全

成骨发育不全是一组遗传性异种基因胶原蛋白紊乱。包括四种类型，Ⅰ型、Ⅲ型及Ⅳ型病情相对较轻，Ⅰ型和Ⅳ型在胎儿期不能检出。Ⅲ型出现较晚，部分病例要到妊娠后期才能发现。Ⅱ型为致死性成骨发育不全。

【超声诊断】

Ⅱ型一般在月经龄 15～16 周超声表现为长骨极短、弯曲、成角弯曲等。其中股骨短小最为明显，甚至无法测量。常伴有颅骨变薄，探头稍加压，即变形（图 8-26），同时不同程度的胸腔发育不良，有时会合并肋骨骨折。早期多发的骨折，造成严重的短肢畸形。患儿多为死胎、死产或新生儿死亡。而Ⅲ型，在妊娠中期末和妊娠晚期初发生长骨弯曲和骨折。

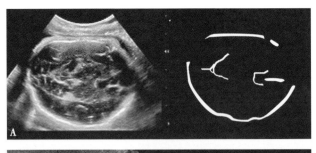

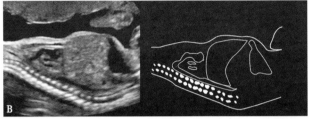

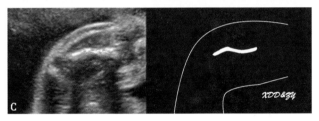

图 8-26 成骨发育不全超声表现

A. 颅骨变薄，探头稍加压，即可变形；B. 胸腔狭小；
C. 长骨极短、成角弯曲

【经验点滴】

　　Ⅱ型是致死的，Ⅲ型运动性残疾（脊柱后凸
和骨折）随着年龄增长而恶化,成年后听力下降，
严重者需要辅助行走器，出牙障碍。Ⅰ、Ⅳ结局
尚好。

二、软骨发育不全

软骨发育不全属于常染色体隐性遗传性疾病,是致死性软骨营养障碍。分类在不断细化,主要包括常染色体隐性遗传的Ⅰ型和常染色体显性遗传Ⅱ型,均可在月经龄15~16周表现为四肢极度短小,短躯干及一个很不称的大头。

【超声诊断】

巨颅、四肢短小,长骨极短,几乎不能显现;由于肋骨发育不全可合并肋骨骨折,胸腔重度发育不良;脊柱、盆骨、颅盖骨骨化差;经常合并严重小下颌。有时12~14周就可被识别。也可能出现胎儿弥漫性皮下积液和水肿("太空衣征")(图8-27)。

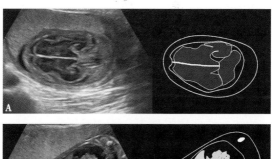

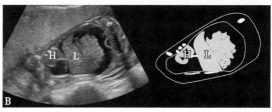

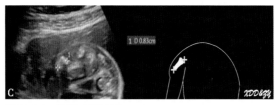

图 8-27　软骨成长不全

A. 巨颅，颅骨骨化不良；B. 狭窄的胸腔，胸腹腔积液；C. 双下肢短小

【经验点滴】

1. 鉴别诊断

（1）成骨不全Ⅱ型：随处可见的骨折。

（2）磷酸酶过少症：不出现小下颌畸形。

（3）致死性侏儒：只是轻度的磷酸酶过少，通常伴有股骨弯曲（听筒征）。

2. 预后　是致死性的。主要是由于骨骼发育不全中的胸腔发育不全导致肺严重发育不全而导致死亡，如果成长不全的胎儿最多存活到新生儿期。

三、致死性侏儒

致死性侏儒发病率 0.69/100 000，分为两个亚型：Ⅰ型，最常见约占 85%，特征性表现为长骨弯曲、椎骨扁平；Ⅱ型约占 15% 左右，特点长骨短、弯曲及椎骨扁平较Ⅰ型为轻，分叶状颅，此型 25% 病例伴有胼胝体发育不全。

【超声诊断】

致死性侏儒超声特点头颅大，前额向前突出，胸腔狭小，椎体扁平，四肢长骨短小，且外展和外旋，四肢与身体呈直角。

Ⅰ型（图8-28）：严重短肢畸形，四肢骨弯曲尤其是股骨，呈听筒状（因干骺端扩大）。狭小胸腔，呈"钟形"改变，心脏周长/胸腔周长＞60%，腹部与胸腔比较出现隆起。椎体扁平。

Ⅱ型：分叶状颅，颅骨冠状切面呈三叶草形。严重的短肢，与 Type Ⅰ 相比股骨平直。扁平椎，胸腔狭小，低耳位畸形。

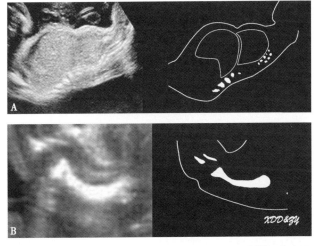

图 8-28 致死性侏儒超声表现
A. 胸腔狭小；B. 长骨极短弯曲呈电话筒样改变

【经验点滴】

1. 由于窄胸导致明显肺发育不良，胎儿出生后不能成活。

2. 软骨发育不全除了纯合子软骨发育不良为致死性骨骼畸形，大多数软骨发育不良患者可以正常生存，智商大多也正常，只是身材很矮小。主要是矫形外科的治疗。

四、躯干发育不良（肢体屈曲症）

发病率：非常罕见。

【超声诊断】

胫骨弯曲，较少病例累及股骨。肩胛骨发育不良，小下颌，男性胎儿尿道下裂（图 8-29）。

【经验点滴】

再发率：大部分是由于基因突变，再发率很低。也有较少一部分为常染色体隐性遗传，再发率 25%。

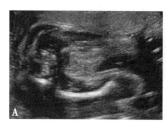
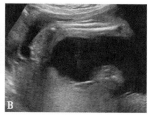

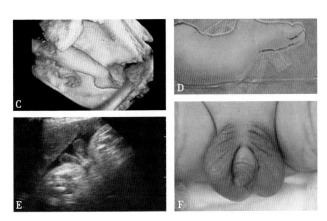

图 8-29

A. 股骨弯曲；B、C. 二维及三维超声显示畸形足；D. 畸形足出生后照片；E. 二维超声图像显示尿道下裂；F. 出生后尿道下裂得以证实

五、低磷酸酯酶症

发病率：罕见。

【超声诊断】

短肢，胸腔发育不良，骨骼骨化差（锁骨排除）。在孕 12~14 周时常伴有胎儿水肿（图 8-30）。

【经验点滴】

1. 产前检出的通常为致死性的。

2. 遗传模式和复发率　常染色体隐性遗传，25% 的复发风险。

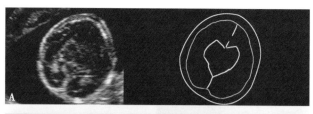

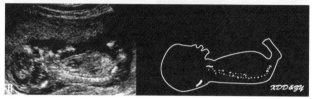

图 8-30

A. 颅骨骨化不足，颅骨强回声环未见；B. 正中矢状切面显示胎儿四肢短小，颅骨骨化不足

第三节
染色体、基因诊断在胎儿骨骼异常中的作用

胎儿骨骼发育异常是临床常见的出生缺陷之一，绝大多数是遗传性疾病，其种类繁多，症状有重叠，常以短肢畸形及手足异常为主要表现，产前超声诊断往往难以确定其具体类型。只能从胎儿骨骼发育状况寻找染色体异常的线索。

21- 三体的胎儿，会出现：

1. 股骨和肱骨轻度缩短。

2. 第5指弯曲。

3. 拖鞋角（渔夫脚）（图8-31）。

4. 鼻骨发育不良。

5. 前额隆起（图8-32）。

6. 扁头。

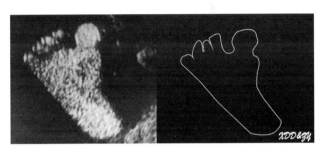

图 8-31 "渔夫脚"

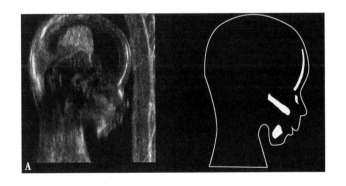

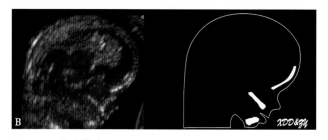

图 8-32　前额隆起

A．正常胎儿；B．唐氏综合征胎儿，前额隆起，未见鼻骨

18- 三体的胎儿骨骼有下列情况：

1．持续性重叠手。

2．射线不发育变异（这是一组多发畸形的综合征）。

3．并指 / 趾。

4．足内翻。

5．摇椅足（图 8-33 ）。

6．脊椎肋骨畸形。

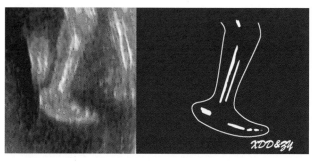

图 8-33　摇椅足

13- 三体之骨骼表现：

1. 多指。

2. 持续性握拳，有或没有手指重叠。

3. 指弯曲，趾侧弯。

4. 肋骨和骨盆发育不良。

5. 眼眶间距窄。

6. 唇腭裂。

软骨发育不全（achondroplasia，ACH）是一种人类最常见的以短肢、躯干相对正常和巨头为特征的先天畸形，常合并有其他遗传性疾病或出现肌肉骨骼系统其他畸形以及呼吸、神经系统的严重并发症。ACH 的发病与遗传有密切关系，为常染色体显性遗传，纯合子患者的子女发病率为 100%，杂合子患者的子女发病率为 50%。统计显示 80%～90% 病例没有家族史，多为散发性病例，是一种基因突变的结果。其致病基因是成纤维细胞生长因子受体 3（fibroblast growth factor receptor，FGFR3），定位于 4p16.3。

软骨发育不良（hypochondroplasia，HCH）、致死性发育不良（thanatophoric dysplasia，TD）是同属于 ACH 家族的一类先天畸形，其致病基因同样都是 FGFR3，只是突变的位点不同而已。60%～65%HCH 患者的突变是 FGFR3 酪氨酸激酶 1 结合区基因的点突变，目前报道的有第 1 620 位、第 1 659 位和第 1 651 位核苷酸点突变，前两种突变都导致该区第 540 位密码子发生错义突变，天冬酰胺替换为赖氨酸（Asn540Lys），后者导致该区 538 位密码子错义突变，异亮氨酸替换为缬氨酸（Ile538Val）。如果 HCH 伴有黑棘皮症则可能是点突变后赖氨酸替换为苏氨酸（Lys650Thr）导致的。*FGFR3* 酪氨酸激酶 2 结合区基因点突变使最终产生的氨基酸由赖氨酸替换为谷氨酸（Lys650Glu），导致 TD 的发生。*FGFR3* 终止密码子突变使合成的蛋白羧基末端额外延伸出 141 个氨基酸残基，也可导致 TD。此外还发现半胱氨酸突变与 TD 发生相关，与半胱氨酸突变的位点相关。半胱氨酸基因突变簇位于 *FGFR3* 基因的 2 个区域。第一个是位于连接区域 Ig2 和 Ig3 之间的 Arg248Cys 和 Ser249Cys；另一个是位于近膜区域的 Gly370Cys、Ser371Cys 和 Tyr373Cys。大多数 TD1 患者都存在 Arg248Cys 突变，Ser249Cys 和 Tyr373Cys 突变发生频率较低，而 Gly370Cys 和 Ser371Cys 突变只发生于个别 TD 病例中。最新的报道显示在个别 TD 患者存在 *FGFR3* 上同一个等位基因的双错义突变（Asn540Lys 和 Gln485Arg）。

成骨不全（osteogenesis imperfecta，OI），为一种罕见的、严重的先天性骨骼发育障碍的遗传性疾病，又称脆骨病或脆骨-蓝巩膜-耳聋综合征。超声检查示胎儿四肢骨变短小，回声减弱，肢体长骨回声中断或畸形，极易骨折或骨折造成的骨畸形，是一种常染色体隐性遗传病。90%的OI患者是由于编码Ⅰ型胶原蛋白的 *COL1A1* 和 *COL1A2* 基因突变导致的。由于 *COL1A1* 及 *COL1A2* 基因突变类型繁多（如表8-2所示），有明显家族特异性，对成骨不全高风险胎儿进行产前基因诊断前应先确诊其家系或先证者的基因突变类型。最新发现OI的候选致病基因有 *CRTAP、LEPRE1、PPIB、SERPINH1* 和 *FKBP10* 等，与Ⅰ型胶原分子的翻译后修饰有关。

软骨生成不全（achondrogenesis）：是一种较常见的致死性骨骼发育异常，发生率约为1/40 000。软骨生成不全Ⅰb型与 *DTDST* 基因突变有关，为常染色体隐性遗传；Ⅱ型致病基因定位于 *COL2A1* 基因，为常染色体显性遗传，无家族史，多为新发突变。超声检查以严重四肢短肢畸形、短躯干、骨化不全、巨颅、胸廓狭窄为特点，胸骨短而细，易骨折，颅骨及椎骨骨化差，回声强度减弱，长骨骨后方声影不明显，30%的胎儿可有全身水肿、浆膜腔积液、颈部水囊瘤等表现，50% 的病例有羊水过多，可合并脑积水、唇腭裂、心脏及肾脏等畸形。产前诊断目前仍以超声检查为主。

（梁　泓　杨　忠　殷林亮　邓学东）

第九章

多胎妊娠

第一节
超声诊断思路及检查时间

一、超声诊断思路

1. 绒毛膜性的判断。

2. 两胎儿各生长参数的测量。

3. 估测两胎儿孕周及体重并进行差异比较。

4. 羊水评估。

5. 胎盘评估。

6. 测量两胎儿各血流参数（脐动脉、大脑中动脉、静脉导管）。

7. 宫颈长度。

8. 子宫动脉。

二、检查时间

1. 双绒毛膜囊双羊膜囊双胎 从妊娠 18～24 周开始，每 3～4 周进行一次超声检查。

2. 单绒毛膜囊双羊膜囊双胎 从妊娠 16 周开始，至少每 2 周进行一次超声检查。

3. 单绒毛膜囊单羊膜囊双胎 从妊娠 16

周开始，每 2 周进行一次超声检查；妊娠 28 周以后，每周 1 次超声检查（视频 9-1）。

▶ 视频 9-1

双胎妊娠超声检查时间及检查内容

第二节
绒毛膜性及羊膜性判断

单卵双胎为单个受精卵分裂而成，约占双胎总数的 30%。双卵双胎则来自两个受精卵，约占双胎总数的 70%。单卵双胎有双绒毛膜囊双羊膜囊（dichorionic diamniotic，DCDA）双胎，单绒毛膜囊双羊膜囊（monochorionic diamniotic，MCDA）双胎及单绒毛膜囊单羊膜囊（monochorionic monoamniotic，MCMA）双胎三种表现形式，而双卵双胎只会表现为 DCDA，具体见图 9-1、视频 9-2。

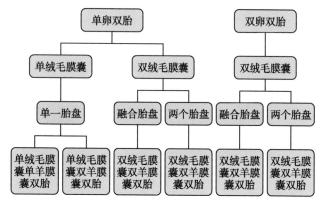

图 9-1　双胎妊娠的不同类型

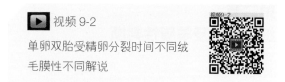

视频 9-2

单卵双胎受精卵分裂时间不同绒毛膜性不同解说

一、绒毛膜性判断

1. 孕 6～9 周　判断绒毛膜性的最佳时机，主要通过妊娠囊计数判断。

两个妊娠囊——双绒毛膜囊双胎妊娠。

只有一个妊娠囊，随后发展为两个胎儿——单绒毛膜囊双胎妊娠。

2. 孕 10～14 周　主要通过双胎峰征（twin-peak sign）判断绒毛膜性。

（1）在两胎盘的连接处，见一个 A 字结构向羊膜腔方向突起，并与分隔膜延续（"双胎峰"征）——DCDA。

（2）不存在双胎峰征，分隔膜与胎盘连接处显示为 T 字形结构——MCDA。

（3）两胎儿间无分隔膜，仅有一个胎盘——MCMA。

3. 中孕期 综合判断。

胎儿性别不同或有两个独立的胎盘可确定为双绒毛膜囊双胎。

若只有一个胎盘胎儿性别又相同，需要检查是否有分隔膜，分隔膜只有两层是单绒毛膜囊，若可见三层或四层分隔膜则是双绒毛膜囊，分隔膜厚度常作为估计绒毛膜数量的依据，分隔膜薄提示单绒毛膜囊（图 9-2），分隔膜厚（＞2mm）提示双绒毛膜囊（图 9-3）。一般来说，孕 26 周前把分隔膜厚度作为诊断绒毛膜囊数的依据之一比较可靠，此后则不能以分隔膜薄来诊断为单绒毛膜囊双胎。

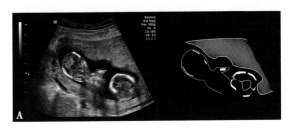

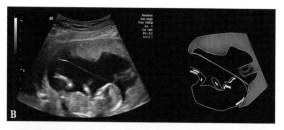

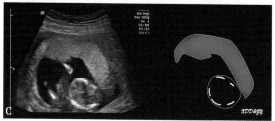

图 9-2 孕 17 周，MCDA

A. 显示两个大小一致的胎头，双顶径均为 39mm；B. 羊水中见极薄的分隔膜，厚度约 1mm；C. 一个胎盘，未见"双胎峰"征

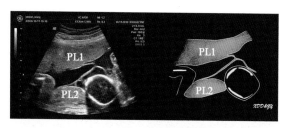

图 9-3 孕 25+ 周，DCDA（一胎宫内死亡）：可见两个独立的胎盘，分隔膜明显较厚，约 3mm。PL1：胎盘 1；PL2：胎盘 2

　　两个胎盘融合征象——"双胎峰"可作为诊

断双绒毛膜囊的可靠依据（图9-4、图9-5），然而极少数情况下会出现双绒毛膜囊双胎两个胎盘融合却并不显示"双胎峰"的情况，故而未出现"双胎峰"并不能确定就是单绒毛膜囊，这也限制了它作为临床诊断标志的价值。

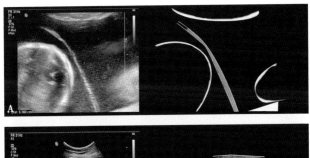

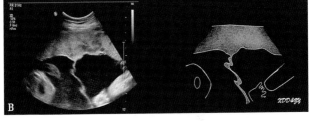

图 9-4 孕 26+ 周，DCDA

A. 中孕晚期仍可见较厚分隔膜，厚度 3.69mm；

B. 可见胎盘融合特征——"双胎峰"征

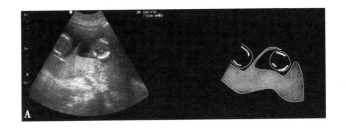

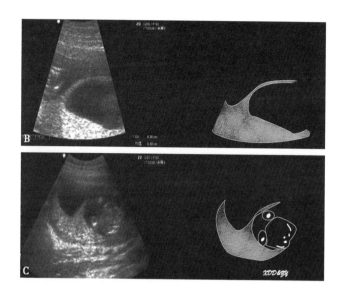

图 9-5 孕 15⁺ 周，DCDA

A．两胎儿间见分隔膜；B．分隔膜较厚，约 3mm；C．可见胎盘融合征象——"双胎峰"征

二、羊膜性判断

双绒毛膜囊双胎一定有双羊膜囊，单绒毛膜囊双胎则可以是双羊膜囊或单羊膜囊。单羊膜囊双胎即两胎儿共用一个羊膜囊，约占单卵双胎妊娠 1%。

在仅有一个胎盘和性别相同的双胎中主要以未见到分隔膜来诊断单羊膜囊双胎，当然，看不到分隔膜不一定就是单羊膜囊，因为即使在分辨率很高的超声仪器下也可能看不清分隔膜。

【经验点滴】

有关双胎的口诀:

单绒毛膜一定单卵。

双绒毛膜可双可单。

性别不同双卵双胎。

性别相同情况各异。

T 字是单卵。

三角不确定。

口诀解读见附录一。

第三节
单绒毛膜囊双胎特有的并发症

一、双胎输血综合征

双胎输血综合征（twin-twin transfusion syndrome，TTTS）是单绒毛膜囊双胎妊娠的严重并发症，发生率约 15%。如未治疗，孕 18~26 周 TTTS 胎儿死亡率达 80%~100%。TTTS 发生的机制为胎盘间存在动静脉吻合，造成两个胎儿间动-静脉血液沟通不平衡，从而引起胎儿间血液发生转移。

【超声诊断】

1. 目前广泛采用的 TTTS 诊断标准需同时符合以下三条：

（1）确诊为单绒毛膜囊双胎。

（2）一胎羊水池最大深度＞8cm。

（3）另一胎羊水池最大深度＜2cm。

注意：胎儿体重差异不是 TTTS 的诊断标准。

2. 受血胎儿的超声图像多表现为：体重增长快、心脏扩大、肝肾增大、充血性心衰、胎儿水肿；而供血胎儿多表现为：体重轻、贫血、少尿、生长迟缓、死亡。具体见图 9-6、图 9-7。有些病例中，羊水量相差极大以致羊膜黏附于供血胎儿，出现所谓"贴附"于子宫壁现象，这种情况下要看到两胎儿间的分隔膜可能很困难，需检查者仔细辨别，另一胎儿则可在增多的羊水中自由活动。频谱多普勒的应用可提高诊断准确性：供血胎儿脐动脉血流参数如 S/D、PI、RI 可能明显高于受血胎儿。

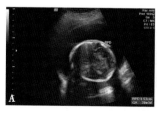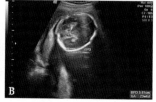

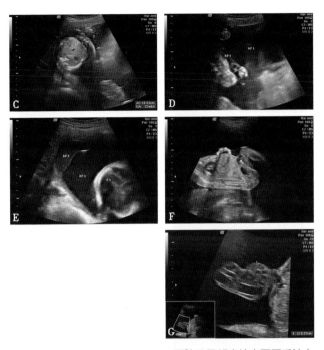

图 9-6 孕 26 周，TTTS，两胎儿于超声检查两周后流产
A.受血胎儿各结构无明显异常，未出现水肿迹象及心衰特征，估测孕周 26 周；B、C.供血胎儿双顶径、腹围等明显小于受血胎儿，估测孕周 22^(+6) 周；D、E.一胎羊水过多、一胎羊水过少且浑浊，可见分隔膜贴附于供血胎儿躯体；F.可见极薄的羊膜贴附于供血胎儿胎体；G.受血胎儿脐带水肿

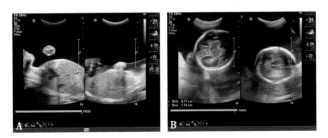

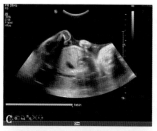
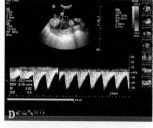

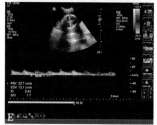
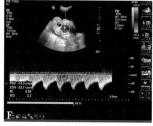

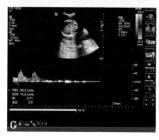

图 9-7 孕 30 周，TTTS

A. 两胎儿腹部纵切面，腹围有明显差异；B. 两胎儿双顶径一胎为 67mm 一胎为 77mm，两胎生长不对称；C. 供血胎儿贴附于一侧宫壁，亦可见羊膜贴附于胎儿躯体；D. 供血胎儿脐动脉血流 S/D 比值增高达 5.6，阻力指数明显增高；E. 供血胎儿大脑中动脉阻力指数明显降低，表明出现脑保护效应；F、G. 受血胎儿脐动脉和大脑中动脉血流参数相对正常，脐动脉 S/D 为 2.2

3．TTTS 的 Quintero 分期

（1）Ⅰ期：受血胎儿羊水过多（＞8cm）和供血胎儿羊水过少（＜2cm）。

（2）Ⅱ期：观察 60 分钟，超声下未见供血胎儿的膀胱。

（3）Ⅲ期：任何一个胎儿发现多普勒血流异常。

（4）Ⅳ期：任何一个胎儿出现水肿。

（5）Ⅴ期：至少一个胎儿宫内死亡。

口诀：

羊膀血肿死。

4．TTTS 胎儿心功能的评估　胎儿心功能，尤其是受血胎儿的心功能变化与 TTTS 病情进展密切相关，目前主要根据胎儿超声心动图的一些参数判断，有学者提出了费城儿童医院评分（CHOP）评级系统（表 9-1），总分 20 分，0～5 分为 1 级，6～10 分为 2 级，11～15 分为 3 级，16～20 分为 4 级，得分越高，级数越高，病情越重。该系统的引入，对 TTTS 在选择治疗方案、判断手术预后及新生儿生存质量等方面有一定的指导意义。

表 9-1 TTTS 胎儿心功能的 CHOP 分级评分标准

类别	标准	评分
受血儿		
心肌厚度	正常	0
	超过正常值 2 个标准差（2SD）	1
心胸面积比值	≤1/3	0
	>1/3 且<0.5	1
	≥0.5	2
心脏收缩功能	胎儿心室短轴缩短率≥0.3	0
	0.2<胎儿心室短轴缩短率<0.3	1
	胎儿心室短轴缩短率≤0.2	2
三尖瓣血流	无反流	0
	反流面积与右房面积比值≤0.25	1
	反流面积与右房面积比值>0.25	2
二尖瓣血流	无反流	0
	反流面积与左房面积比值≤0.25	1
	反流面积与左房面积比值>0.25	2
三尖瓣舒张期频谱	双峰	0
	单峰	1
二尖瓣舒张期频谱	双峰	0
	单峰	1
静脉导管频谱	正常	0
	A 波减低	1
	A 波达基线或反向	2
脐静脉频谱	正常	0
	搏动征	1
肺动脉	内径大于主动脉的内径	0
	内径等于主动脉的内径	1
	内径小于主动脉的内径	2
	右心室流出道梗阻	3
肺动脉血流	无反流	0
	有反流	1
供血儿		
脐动脉频谱	正常	0
	舒张期血流减少	1
	舒张期血流缺失或反向	2

【经验点滴】

1. TTTS 主要需与严重的选择性胎儿生长受限鉴别，后者中生长受限的胎儿可能合并羊水过少及脐血流异常，但另一胎儿的羊水量多在正常范围，且后者两胎儿估测体重差异＞25%。

2. TTTS 是单卵双胎有可能发生的严重并发症，胎儿死亡率极高，超声检查力求及早发现，若两胎儿生长不对称及羊水量不对称则应警惕，有时出现"黏附胎"时其羊膜紧贴躯体容易被忽略，需要我们仔细检查。

3. 目前对 TTTS 的治疗主要有羊水减量、选择性减胎和胎儿镜激光电凝三种方法。未经治疗的 TTTS 死亡率达 90%。TTTS 发生孕周越早，胎儿预后越差。Ⅲ期及以上发生远期并发症如神经系统后遗症的风险增高。

二、选择性胎儿生长受限

选择性胎儿生长受限（selective intrauterine growth restriction，SIUGR）是 MCDA 特有的复杂并发症之一，发病率占 MDCA 的 10%～15%。目前认为其发病机制为双胎之间胎盘份额不均导致两胎儿生长所获得的营养和养分存在差异，多在妊娠 20 周后逐渐表现出胎儿大小的差异且随着孕周增加差异逐渐增大。生长受限的胎儿通常存在脐带边缘附着或帆状插入。

【超声诊断】

1. 诊断标准

（1）MCDA。

（2）羊水量间的差异未达双胎输血综合征标准。

（3）一胎体重小于该孕周第10百分位及/或两胎儿体重相差25%以上。

2. 分型（图9-8）

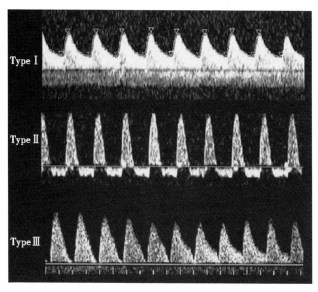

图9-8 SIUGR的分型

（1）Ⅰ型：仅出现体重差异，脐血流正常。

（2）Ⅱ型：小胎儿出现脐血流舒张期持续性缺失或倒置。

（3）Ⅲ型：小胎儿出现间歇性脐血流舒张期改变。

【经验点滴】

1. SIUGR需与TTTS鉴别（见前）。

2. 预后 Ⅰ型：预后较好；Ⅱ型：小胎儿有8%～15%脑瘫概率，通常恶化较早，常选择在孕30～32周终止妊娠；Ⅲ型：血流不稳定，脑瘫概率较高（两胎儿均为15%左右），常选择在孕32～34周终止妊娠，小胎儿突然宫内死亡的发生率约15%。

三、双胎反向动脉灌注序列征

双胎反向动脉灌注序列征（twin reversed arterial perfusion sequence，TRAPS），又称无心畸胎，是结构正常的泵血胎儿通过一根胎盘表面的动脉-动脉吻合向寄生的无心胎儿供血的畸形，如不治疗，正常胎儿可因发生心力衰竭而死亡。TRAPS的发生率为单绒毛膜囊双胎妊娠的1%，妊娠胎儿的1：35 000。

【超声诊断】

1. 无心胎儿缺乏正常心脏结构和心脏活动，且多伴发其他结构异常，常见有：无脑儿、全前脑、面部缺如或仅有模糊外观、心肺缺如、上肢和/或下肢缺失或极短、胃肠闭锁、脐膨出、腹裂以及肝胰脾肾的缺如等。多数无心胎儿存在全身皮肤水肿，皮下常见大的水囊瘤。约 2/3 的无心胎儿为单脐动脉。彩色多普勒示无心胎儿脐动脉血流流向胎儿体内，而脐静脉血流向体外返回胎盘，与正常脐带动静脉血流方向相反，此为诊断 TRAPS 最特异的超声表现（图 9-9）。

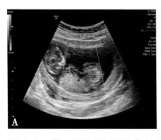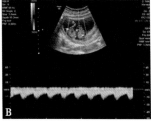

图 9-9　孕 17 周 TRAPS 产前超声声像图

A．MCMA 双胎中泵血胎儿大小形态正常，无心胎儿无胎头、无胎心，全身水肿，单脐动脉，彩色多普勒示泵血胎儿脐动脉血流流入无心畸胎儿体内；B．彩色多普勒示无心胎儿体内可测及脐动脉血流流速曲线

2. 泵血胎儿外观正常，但常合并胎儿生长受限。泵血胎儿发生畸形的概率约为 10%，故

应行详细的结构检查及染色体检查，胎儿超声心动图检查有助于发现充血性心力衰竭的早期征象。

【经验点滴】

1．TRAPS 主要需和一胎宫内死亡鉴别。仔细检查会发现无心胎儿有很典型的"颤搐"样运动，多普勒可显示无心胎儿的反向脐动脉血流，超声复查还会发现"死"胎在长大。成形后宫内死亡的胎儿一般骨骼和内脏都分化得更好，软组织水肿进展也较 TRAPS 的缓慢。TRAPS 也需和无脑儿鉴别，超声发现躯干部位的缺如以及渐增的机体软组织亦可帮助诊断。

2．TRAPS 的产前主要问题是泵血胎儿充血性心力衰竭，母体羊水过多以及早产。一旦诊断 TRAPS，需由超声检查来评价泵血胎儿围产期死亡的风险。羊水过多、无心胎儿与泵血胎儿体重比大于 70%、充血性心力衰竭都是预后差的指标。一般认为当无心胎儿和泵血胎儿体重比低于 70% 时可行超声随访。

3．早期诊断 TRAPS 有助于临床早期干预治疗，提高泵血胎儿存活率。孕早期（孕 11～13 周）作出诊断，对孕 16～18 周胎儿体腔封闭后进行干预处理效果较佳。目前多中心研究也认为手术治疗可有效提高存活率，达 74%～94%。

四、双胎贫血红细胞增多序列征

双胎贫血红细胞增多序列征（twin anemia-polycythemia sequence，TAPS）是指 MCDA 双胎胎盘内微小血管（内径＜1mm）吻合相通导致的慢性胎 - 胎输血，两胎儿出现严重的血红蛋白差异但并不存在羊水过多过少序列。

【超声诊断】

1. 同一胎盘，一半亮、厚，另一半暗、薄（图 9-10）。

2. 产前超声多普勒　提示供血胎儿MCA-PSV＞1.50MoM，受血胎儿 MCA-PSV＜0.80MoM。

3. 出生后，两个婴儿血红蛋白相差＞8.0g/dl，网织红细胞计数比例（供血儿 / 受血儿）＞1.7。

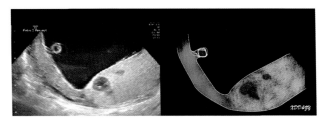

图 9-10　TAPS 的胎盘，一半亮、厚，另一半暗、薄

【经验点滴】

1.TAPS 可能为原发，占单绒毛膜囊双胎的 3%～5%，也可能为 TTTS 行胎儿镜激光术后胎盘上小的动 - 静脉血管残留所致，占 TTTS 胎儿镜激光术后的 2%～13%。

2.目前，对 TAPS 的诊断主要通过大脑中动脉最大收缩期流速峰值的检测，同时需要排除TTTS。

3.对 TAPS 的处理包括期待治疗、终止妊娠、胎儿宫内输血、选择性减胎或胎儿镜激光术。目前尚无证据支持何种方法更有效。

第四节
与双胎有关的畸形

相比于单胎妊娠，先天畸形更易发生在双胎妊娠中而且围产期死亡率更高。双胎合并先天畸形约占所有双胎的 5%，单卵双胎出现先天畸形的几率为双卵双胎或单胎妊娠的 2.5 倍，而双卵双胎的染色体异常发生率为同年龄段单胎妊娠的 2 倍。

除了一些特发畸形以及无脑儿等神经管缺陷

更常见于多胎妊娠外，多胎妊娠中的其他畸形和单胎妊娠并无本质上的差别，在单胎妊娠中能发生的先天畸形都有可能发生于多胎妊娠，各个类型畸形的发生率也无明显差别，也有可能两个胎儿同时出现不同类型的畸形（图 9-11）。多胎妊娠中胎儿间互相影响会干扰检查者的视线和思维，诊断难度更大，对于检查者的技术经验要求更高，这就需要我们更加认真仔细，谨慎做出判断。

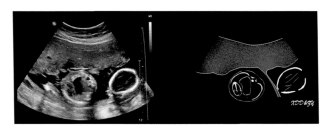

图 9-11　孕 20 周 5 天双胎（双绒毛膜囊双羊膜囊双胎），一胎死亡，一胎左侧膈疝（胃泡和部分肠管疝入左侧胸腔，心脏受挤压移向右侧胸腔）

【经验点滴】

1. 双胎畸形与各个独立的畸形类型的鉴别诊断相同。

2. 发现双胎畸形后，建议行畸形胎儿染色体检查。两胎儿的畸形类型一致时，可参照常规产科治疗原则采取相应的干预方式。但当一胎正常，另一胎有先天畸形时，产科处理要复杂得多，告知其父母畸形类型以及预后的同时要告知伴随的正常胎儿可能的结局。有三种方法可选：期待疗法，选择性终止畸形胎儿妊娠以及整体终止妊娠。期待疗法可能增加早产率，也可能并发畸形儿宫内死亡，继而可对另一正常胎儿造成远期并发症，尤其是单卵双胎。当单绒毛膜囊双胎妊娠畸形的一胎已经宫内死亡，应密切监测另一胎儿。

第五节
联体双胎

联体双胎指两胎儿某些部位联在一起。病因不明确，一般认为是单个受精卵在大约排卵后 13～15 天未完全分裂所致。据报道联体双胎发生率约 1/50 000，约占双胎妊娠的 1/600。

临床以联合最显著的部位命名，常见的类型有：胸部联体，剑突联体，脐部联体（以上三类也可合称胸腹部联体），臀部联体，坐骨联体，头部联体。其中胸腹部联体最常见，约占报道病例的 75%，头部联体最少见，约占 2%。

【超声诊断】

联体双胎可在孕早期作出诊断，但常要到中期妊娠才有可能明确共享的器官（图9-12）。超声检查时发现为双胎且未见到分隔膜则应警惕联体双胎的可能，联体的两胎儿间某个部位始终连在一起，即使活动时也不分开，相互位置关系固定不变。

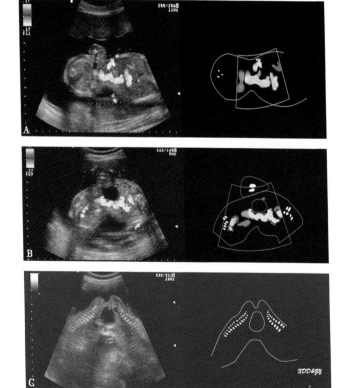

图 9-12 下腹部联体

胸部联体的两胎儿面对面，共享胸骨、横膈以及从剑突到脐部的上腹壁，其中大部分心脏相联。剑突联体或脐部联体胎儿常被认为属于胸部联体，也可总称为胸腹部联体，也是面对面，一般是所有联体双胎中相联结构复杂性最小的，他们的前腹壁从剑突到脐部相联，两者腹膜腔相通，但肠道一般独立存在，多数胎儿的肝脏桥接，在脐部相联只有单一脐带的病例中可有2～7根脐血管。脐带插入点常见脐膨出。

臀部联体的两胎儿臀部及会阴相联，背对背，骶骨大部分融合，使得双胎儿共享骶尾部椎管，常见单一直肠下段和肛门，也常见生殖道下段和前阴部融合。

坐骨联体的两胎儿共享单一骨性骨盆，骨盆连着四条正常的下肢（坐骨联体四足畸胎），但一般有两条腿融合成一条畸形下肢（坐骨联体三足畸胎），肠道一般在回肠末端相联，内容物排入单一的结肠。

多数胸部联体双胎伴有羊水过多，联体双胎中先天畸形很常见，即使不共享的器官也易出现畸形，报道过的有先天性心脏病、肾脏和泌尿生殖系畸形、肠重复畸形、脐膨出。胸腹联体中超声心动图可正确地诊断主要的心脏异常。

【经验点滴】

所有多胎妊娠孕妇都应在早孕期行超声检查以详细评估绒毛膜囊数、羊膜囊数，若未见分隔膜且两胎儿互相比较靠近则应警惕有联体双胎的可能，如果不能确定应嘱咐密切随访及早排除这一严重畸形。

一般来说，联体双胎诊断不难，阴道超声可大大提高诊断准确性。要确定两胎儿皮肤外观不可分开需在同一解剖切面持续观察，有时连接部位很小，使胎儿可以旋转运动，所以即使有看上去不一致的运动行为也不能轻易除外联体双胎的诊断。而严重的联胎中胎儿大部分组织融合可能酷似单胎妊娠。

近来多数产前确诊的患者选择终止妊娠，使得相关报道很少。若产前未处理，大部分联体双胎早产或死产。一旦出生，则需考虑行手术分离联接部位。

（姜　纬　杨　忠　潘　琦　邓学东）

第十章

胎盘、脐带
与羊水

第一节
产前超声检查胎盘、脐带与羊水的思路

产前超声检查胎儿附属物异常的思路见图 10-1。

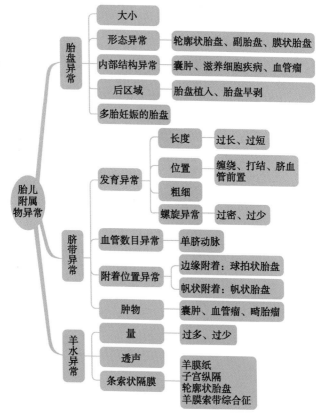

图 10-1　产前超声检查胎儿附属物异常的思路

第二节
胎盘异常

一、胎盘增厚

【超声诊断】

正常胎盘厚度约为孕周 ±10mm，超过正常参考值即为胎盘增厚（图 10-2），可分为均质和不均质增厚。

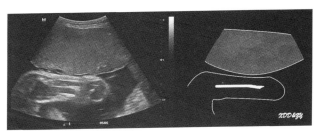

图 10-2　胎盘增厚
孕 29^{+3} 周胎盘增厚达 58mm

二、胎盘间质发育不良

胎盘间质发育不良是一种罕见的胎盘血管异常，组织学特点主要是胎盘间质发育不良，没有滋养层细胞的增殖。它可以与正常胎儿共存。

【超声诊断】

类似于部分性葡萄胎，表现为胎盘非均匀性增厚，内部散在无回声小囊泡。

三、胎盘形态异常

1. 轮廓状胎盘 轮廓状胎盘指胎盘的胎儿面中央稍有凹陷，周边部分或完整的围绕一圈略高起的环形皱褶。

【超声诊断】

主要特征是胎盘胎儿面上胎膜有一个环状内折，其边缘隆起，边界不规则（图 10-3、图 10-4）。

2. 副胎盘 副胎盘是一种胎盘的形态学异常，包括一个或多个小附加叶，这些附加叶离主胎盘有一段距离。

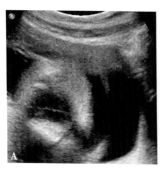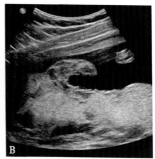

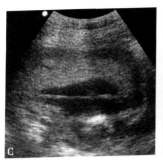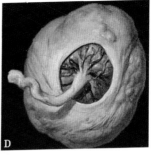

图 10-3 轮廓状胎盘

A．胎盘边缘从子宫壁抬起，在羊水中反折，环绕整个胎盘边缘或一段胎盘；B．胎盘一端呈三角形截面,胎盘边缘增厚,逐渐缩窄呈尖端，指向羊膜腔和胎盘中心；C．羊水中显示带状分隔，分隔连接胎盘两端；D．轮廓状胎盘实物图

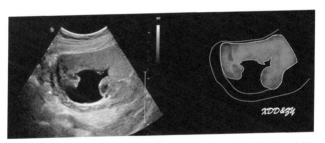

图 10-4 轮廓状胎盘：胎盘边缘从子宫壁抬起，在羊水中反折，环绕一段胎盘

【超声诊断】

在主胎盘之外有一个或多个与胎盘回声相同的实性团块，并与主胎盘有一段距离；彩色多普勒显示该实性团块与主胎盘间有血管连接

（图 10-5、图 10-6）。

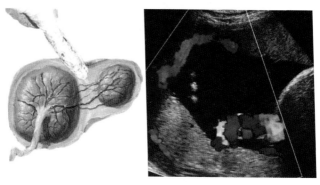

图 10-5 副胎盘：主胎盘之外有另一个与胎盘回声相同的实性团块，并与主胎盘有一段距离

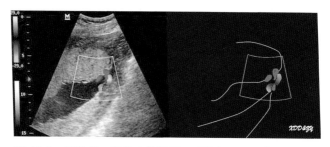

图 10-6 副胎盘：彩色多普勒显示副胎盘与主胎盘间有血管连接

【经验点滴】

需与绒毛膜下出血、子宫肌层收缩、子宫肌瘤鉴别。

3. 膜状胎盘 膜状胎盘是指功能性绒毛覆盖所有的胎膜，也被称为弥散胎盘。

【超声诊断】

子宫壁表面均有胎盘覆盖，覆盖面达宫腔 2/3 以上。胎盘厚度正常或较厚，但其内部胎盘实质回声较少，可见大片液性无回声（图 10-7、图 10-8）。

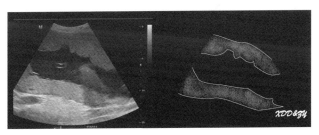

图 10-7 膜状胎盘：2/3 以上子宫壁表面均被胎盘覆盖

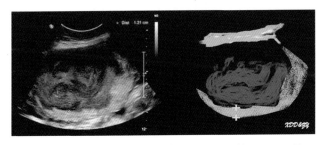

图 10-8 膜状胎盘：胎盘整体增厚，其内可见大片无回声，但胎盘实质回声较少，厚约 12mm

四、胎盘位置的异常

1. 前置胎盘 前置胎盘为孕 28 周之后，胎盘在子宫下段异常附着，覆盖宫颈内口。

【超声诊断】

通过清楚显示子宫壁、胎头、宫颈和胎盘位置的超声图像，测量胎盘下缘与宫颈内口的距离即可作出诊断（图 10-9）。有以下注意点：

（1）孕 16 周前，不作出前置胎盘的诊断。

（2）孕 16～31 周（特别在孕 28 周前），诊断"胎盘……状态"较妥当：如胎盘下缘距宫颈内口 <20mm 为胎盘低置状态，建议孕 32 周复查；胎盘下缘覆盖宫颈内口为胎盘前置状态，建议孕 32 周复查。

（3）孕 32 周复查，如胎盘下缘距宫颈内口仍然 <20mm 或覆盖宫颈内口，可以确定作出低置胎盘或前置胎盘的诊断。

（4）由于实际工作中，边缘和部分前置胎盘很难鉴别。现在推荐只写三种诊断：正常、低置和前置胎盘。

（5）阴超是最准确的，会阴超声也值得推荐。

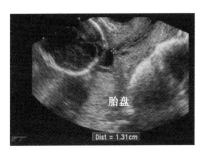

图 10-9　孕 24 周，胎盘下缘距宫颈内口 13mm，诊断：
胎盘低置状态

【经验点滴】

超声提示前置胎盘时须注意妊娠周数，在妊娠中期超声检查约有 30% 胎盘位置低，超过宫颈内口，而随着妊娠进展，子宫下段形成，宫体上升，胎盘即随之上移。

2. 血管前置　血管前置为胎膜内的胎儿血管（无脐带或胎盘组织环绕）穿过宫颈内口，当胎膜早破时，有血管破裂的风险。造成血管前置的原因主要有：副胎盘、帆状胎盘和有缘胎盘（图 10-10）。

【超声诊断】

二维灰阶超声可显示宫颈内口前方的线性结构，彩色多普勒可确定该结构内的彩色血流信号（图 10-11），频谱多普勒可确定动静脉血流频谱。血管前置时，前置动脉的搏动频率与胎儿心率一致（视频 10-1）。

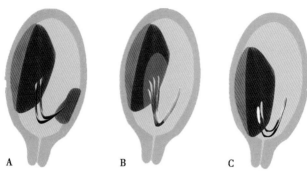

图 10-10　血管前置主要的原因

A. 副胎盘；B. 帆状胎盘；C. 有缘胎盘（少见）

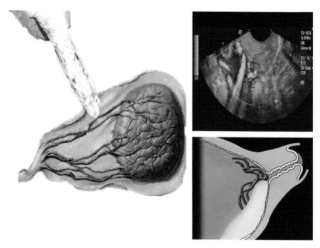

图 10-11　帆状胎盘血管前置

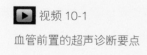

视频 10-1

血管前置的超声诊断要点

视频10-1

血管前置需与脐带先露鉴别。

五、胎盘后区域的异常

1. 胎盘植入　胎盘植入为胎盘异常附着于子宫,胎盘绒毛不同程度地侵入子宫肌层。根据植入程度可分为:①粘连性胎盘:绒毛直接附着于子宫肌层表面;②植入性胎盘:绒毛侵入部分子宫肌层;③穿透性胎盘:绒毛侵入子宫肌层并穿透子宫肌壁直达浆膜层,常可造成子宫破裂(图 10-12)。根据植入面积可分为:完全性和部分性。

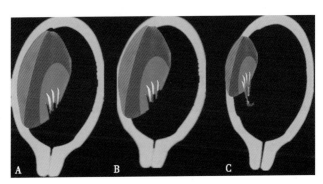

图 10-12　胎盘植入的分类

A. 粘连性胎盘;B. 植入性胎盘;C. 穿透性胎盘

【超声诊断】

胎盘植入的典型超声图像特征有:①瑞士

奶酪征：胎盘内结构紊乱，弥漫性或局灶性胎盘实质内血窦；②胎盘后方的子宫肌层变薄或消失（图 10-13）；③穿透性胎盘位于子宫前壁、膀胱后方时，胎盘突向膀胱，膀胱 - 子宫壁界面破损，彩色多普勒显示子宫浆膜层 - 膀胱交界面的血管增加，呈现暴风雨血流（storm flow）（视频 10-2）。

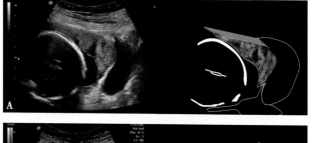
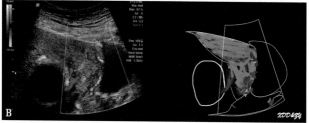

图 10-13　胎盘植入

A. 胎盘后方的子宫肌层变薄，胎盘与子宫肌层分界不清；

B. 彩色多普勒显示子宫浆膜层 - 膀胱交界面的血管增加

 视频 10-2

胎盘植入的超声诊断要点

2. 胎盘早剥　胎盘早剥指附着位置正常的胎盘在胎儿娩出前的过早剥离。根据胎盘早剥血液外流情况，可分为显性、隐性和混合性，其中以混合性多见。

【超声诊断】

胎盘早剥表现为胎盘边缘分离、绒毛膜下和胎盘后血肿（图 10-14）。在急性期，剥离区可表现为高回声，几天后变为低回声，1～2 周后变为夹杂着高回声团的无回声区，数周后变为无回声区。剥离区内无彩色血流信号。

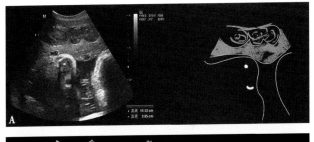

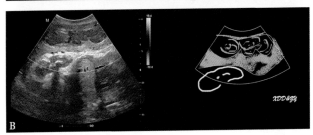

图 10-14　胎盘早剥

A. 胎盘与子宫壁间混合性回声；B. 彩色多普勒显示混合性回声内未见彩色血流信号

【经验点滴】

胎盘早剥需与子宫收缩、子宫肌瘤、血管丛鉴别。

六、胎盘内部结构的异常

1. 胎盘囊肿 胎盘囊肿是一种少见的、大多数是良性的、充满黏性物质的绒毛膜下的病变。

【超声诊断】

胎盘囊肿表现为无回声区，呈圆形或椭圆形，多数直径约5~10mm。位于胎盘组织内的囊肿为胎盘隔囊肿（图10-15），位于胎盘胎儿面的囊肿称为绒毛膜下囊肿。

2. 妊娠滋养细胞疾病 妊娠滋养细胞疾病是胎盘滋养细胞的广泛增殖性疾病，可分为葡萄胎、侵袭性葡萄胎和绒毛膜癌，后两者为恶性。

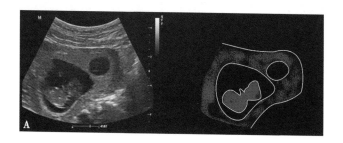

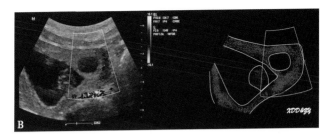

图 10-15　胎盘隔囊肿

A. 胎盘内见类圆形无回声区；B. 彩色多普勒显示其内未见
血流信号

【超声诊断】

妊娠滋养细胞疾病的超声表现有：子宫增大，胎盘组织呈"落雪征"样外观，未见胚胎结构（部分性葡萄胎内见可辨别的胎儿组织）（图 10-16），常伴发卵巢黄素囊肿；恶性滋养细胞疾病在子宫肌层内见不规则的低回声和无回声区，彩色多普勒显示病灶内血流丰富，为扩张的血管团和动静脉瘘形成，以静脉频谱为主。

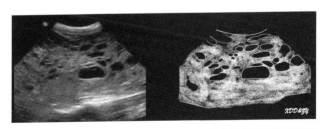

图 10-16　妊娠完全性葡萄胎：胎盘组织呈"落雪征"
样外观，未见胚胎结构

3. 胎盘绒毛膜血管瘤 胎盘绒毛膜血管瘤
是最常见的良性非滋养细胞胎盘肿瘤。

【超声诊断】

胎盘绒毛膜血管瘤表现为边界清晰的实质性
或混合性的包块，向胎盘的胎儿面突出，常在脐
带插入点附近；彩色多普勒示包块内血流丰富，
频谱多普勒显示为胎儿动脉血流（图 10-17）。

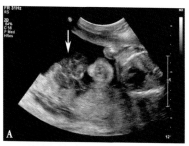

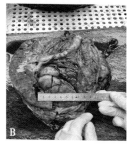
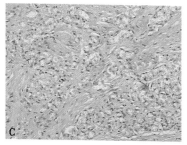

图 10-17 胎盘绒毛膜血管瘤
A. 超声图：胎盘胎儿面混合性的包块（箭头）；B. 实物图；
C. 病理图：经病理证实为胎盘绒毛膜血管瘤

【经验点滴】

（1）胎盘绒毛膜血管瘤需与胎盘内出血或血

肿鉴别。

（2）发现胎盘绒毛膜血管瘤时，应注意胎儿心脏功能、是否伴有羊水过多、胎儿水肿等，并动态随访。

七、多胎妊娠的胎盘

双胎妊娠有三种类型：双绒毛膜囊／双羊膜囊，单绒毛膜囊／双羊膜囊和单绒毛膜囊／单羊膜囊，前者 97% 的概率是来源于异卵，只有 3% 的概率为同卵妊娠，而后两者一定是同卵妊娠。超声描述绒毛膜囊数、胎盘数、胎儿性别、分隔膜厚度和"双胎峰"征，可以对双胎进行精确的产前分类，孕 14 周前的准确度近似 100%（图 10-18）。

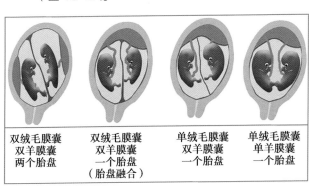

| 双绒毛膜囊
双羊膜囊
两个胎盘 | 双绒毛膜囊
双羊膜囊
一个胎盘
（胎盘融合） | 单绒毛膜囊
双羊膜囊
一个胎盘 | 单绒毛膜囊
单羊膜囊
一个胎盘 |

图 10-18　根据绒毛膜囊数、胎盘数、胎儿性别、分隔膜厚度和"双胎峰"对双胎进行产前分类示意图

【超声诊断】

1．双胎性别不同或者任何胎龄的两个明确分离的胎盘都表明是双绒毛膜囊双胎。

2．"双胎峰"征是指在双绒毛膜囊胎盘上的三角形突起延展至双胎间分隔膜的底部（图 10-19）。

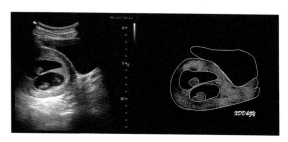

图 10-19 "双胎峰"征
双绒毛膜囊胎盘上的三角形突起延展至双胎间分隔膜的底部，且间隔较厚

3．单绒毛膜囊双胎的分隔膜结构通常情况下用"T"征表示，分隔膜与胎盘的连接大约为 90°角（图 10-20）。

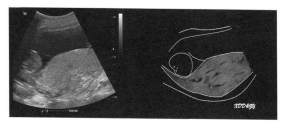

图 10-20 "T"征
单绒毛膜囊双胎的分隔膜结构，分隔膜与胎盘的连接大约为 90°角，且间隔较薄

4．超声测量双绒毛膜囊双胎的分隔膜较厚，是因为其中的层数较多，在孕10~14周期间，分隔膜厚度超过2mm，即支持双绒毛膜囊的诊断。

5．最好在早孕期间确诊是"双胎峰"征还是"T"征，这是确定绒毛膜囊数最可靠的指标，而测量双胎分隔膜厚度和数膜的层数可靠性要差一些。

6．多普勒技术可精确地研究胎盘及胎儿血流，并有助于异常双胎的管理，譬如宫内生长受限、胎儿贫血和双胎输血综合征（表10-1）。

表10-1 双胎妊娠胎盘：超声图像特征的鉴别

特征	双绒毛膜囊双羊膜囊	单绒毛膜囊双羊膜囊	单绒毛膜囊单羊膜囊
胎盘数目	2个（可能融合）	一个	一个
胎儿性别	相同或不同	相同	相同
分隔膜厚度	厚	薄，纤细	无
脐带	分开	分开	或许混合
隔离膜胎盘连接征象	融合，"双胎峰"征	"T"征	/

第三节
脐带异常

> **口诀：正常脐带结构**
>
> 两动一静是脐带，
>
> 外裹羊膜长 55。

一、脐带长度异常

1. 脐带过短 脐带过短指脐带短于 30cm。

【超声诊断】

从各个角度扫描，发现羊水中脐带回声都很少，脐带短而直，呈牵拉状。

【经验点滴】

发现脐带过短，跟踪观察常发现难以矫正的胎位不正。

2. 脐带过长 脐带过长指脐带长于 70cm。

【超声诊断】

羊水中看到很多脐带回声，呈漂浮迂曲状或蜷曲堆集呈团块状；脐带绕颈 2 周以上或有肢体、躯干等多处缠绕。具有上述两种以上特征则诊断准确率高。

【经验点滴】

发现脐带过长时要注意有无羊水过多、脐带先露。孕晚期胎先露高浮时，要提醒孕妇预防脐带脱垂。

二、脐带位置异常

1. 脐带缠绕（绕颈或绕体）

【超声诊断】

胎儿的颈部或身体其他部位有凹迹。1 周为"U"形，2 周为"W"形，2 周以上可平行排列，并见与之数目相同的凹迹，也可重叠交错。彩色多普勒显示环绕部呈红蓝相间的花环样血管（图 10-21）。

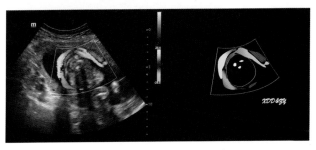

图 10-21 孕 24^{+4} 周脐带绕颈一周

【经验点滴】

脐带过长容易发生缠绕。脐带缠绕对胎儿的影响与部位、周数、松紧度有关（视频 10-3）。

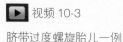

视频 10-3

脐带过度螺旋胎儿一例

2. 脐带打结

【超声诊断】

脐带打结有真结和假结之分。假的超声表现为脐带局部某一切面血管突出成团，对胎儿无大的危害；而真结往往是因为脐带形成了环套，胎儿活动穿过环套所致。脐带真结产前超声很难诊断，对其连续追踪扫查，有可能显示一个脐带祥和脐带打结（图 10-22）。

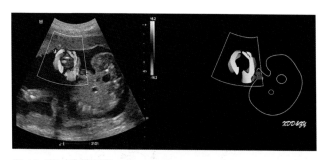

图 10-22　脐带打结

彩色多普勒显示胎儿腹部前方脐带扭结呈团，动态观察胎儿左下肢穿过环套

【经验点滴】

脐带真结形成后如无拉紧，则无症状；如拉紧则胎儿的血液循环受阻，致使胎儿发育不良甚至胎死宫内，多见于羊水过多、脐带过长或单羊膜囊双胎。

3. 脐带前置（脐带先露） 脐带前置指胎膜未破时脐带位于胎先露的前方或一侧。

【超声诊断】

脐带前置表现为在宫颈内口上方和胎先露之间见脐带样回声，彩色多普勒显示红蓝相间的血流信号（图 10-23）。若合并无前羊水，则诊断难度较大。

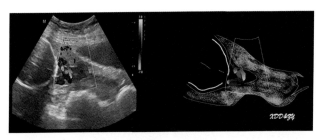

图 10-23 脐带前置：宫颈内口和胎先露之间见脐带样回声，彩色多普勒显示红蓝相间的血流信号

三、脐带粗细异常

【超声诊断】

正常脐带直径约 1.6～2.5cm，若＞2.5cm 为过粗，多由于脐带水肿所致。若＜1.6cm 则为过细。

四、脐带螺旋异常

【超声诊断】

脐带通常为左旋，其螺旋指数可通过总螺旋圈数除以总长度得出，一般螺旋指数约为（0.21±0.07）圈 /cm。有人提出无螺旋或螺旋过少的脐带（图 10-24）不能抵御外部压力。过度螺旋（图 10-25）与缺乏华通胶或胎动频繁等有关，可导致胎儿血液循环障碍甚至阻断。

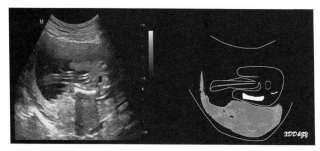

图 10-24　脐带螺旋过少

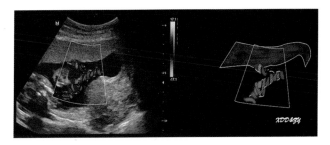

图 10-25　脐带螺旋过密

五、脐带血管数目异常

单脐动脉　单脐动脉指胎儿的脐带只由一根动脉和一根静脉组成。

【超声诊断】

脐带游离段横切面仅见两个圆形结构，呈"吕"字形。经膀胱切面仅见一条脐动脉走行于膀胱一侧（见图 10-26）。

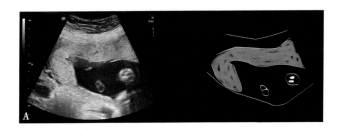

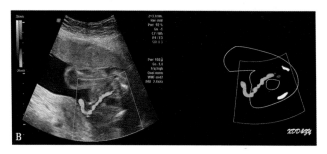

图 10-26　单脐动脉

A. 羊水中脐带横切面呈"吕"字形；B. 经膀胱切面仅见一条脐动脉走行于膀胱一侧

【经验点滴】

单脐动脉胎儿合并其他畸形的发生率较高，可能与染色体异常相关，但孤立的单脐动脉并不增加染色体异常的风险。

六、脐带附着异常

1. 边缘附着（球拍状胎盘）　脐带从边缘插入，似球拍样，故称球拍状胎盘。

【超声诊断】

脐带附着于胎盘边缘，似球拍样（图 10-27）。

【经验点滴】

此类脐血管因周围有华氏胶的保护，不易受压和破裂，故认为对胎儿的影响不大。极少数情况下，变异的血管分支走行于胎膜上，可出现血管前置甚至血管破裂。

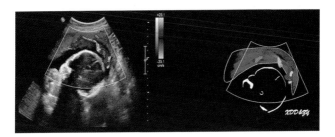

图 10-27　球拍状胎盘：脐带从胎盘边缘插入

2. 帆状附着（帆状胎盘）

【超声诊断】

脐带附着于胎膜上，脐血管经羊膜与绒毛膜之间进入胎盘实质，称帆状胎盘（图 10-28）。

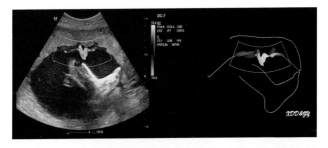

图 10-28　帆状胎盘：脐血管经羊膜与绒毛膜之间
进入胎盘实质

【经验点滴】

如超声显示帆状胎盘脐带插入点位于胎盘下

端，则应警惕有无血管前置，可通过二维灰阶超声和彩色多普勒仔细检查血管是否位于宫颈内口前方。

七、脐带内肿物

1. 脐带囊肿　脐带囊肿分为真性囊肿和假性囊肿。前者一般较小，为胚胎原始结构尿囊管或卵黄囊的残留，常位于胎儿侧；后者则大小不等，为水肿变性的华氏胶聚集而成，可近胎儿侧，亦可近胎盘侧。

【超声诊断】

脐带囊肿为附着在脐带上的圆形、梭形或不规则的无回声区，边界清、壁薄、内部透声好，随脐带移动。彩色多普勒显示无回声内无血流信号，脐血流信号从囊肿旁边通过（图 10-29）。

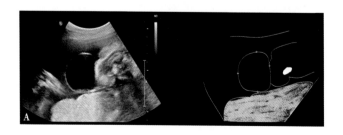

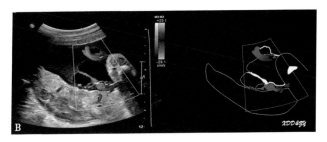

图 10-29　脐带囊肿
A. 附着于脐带的边界清、形态规则、透声好的无回声区；
B. 彩色多普勒显示其内无血流信号

2. 脐带血管瘤　脐带血管瘤发生于华氏胶内的毛细血管，与胎盘血管来源相似。显微镜下为毛细血管性肿瘤或海绵状血管瘤。较罕见。

【超声诊断】

脐带血管瘤通常位于近胎盘脐带插入点处，边界清晰，多为高回声（图 10-30）或呈蜂窝状的液性暗区，彩色多普勒有时可显示肿块内部低速静脉血流信号。

【经验点滴】

大的脐带血管瘤可能会对胎儿心血管系统造成影响，甚至引起胎儿心衰，因此发现脐带血管瘤时需详细评估胎儿心脏功能并动态跟踪随访。

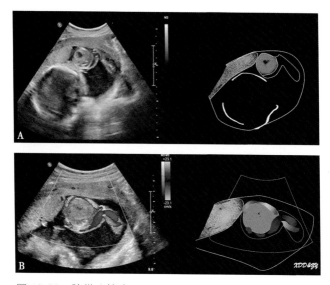

图 10-30　脐带血管瘤

A. 近胎盘脐带插入点处见一边界清晰的高回声团块；B. 彩色多普勒显示单脐动脉，肿块内未见明显彩色血流信号

3. 畸胎瘤　畸胎瘤由三个胚层组织构成，多位于脐带插入点附近。罕见。

【超声诊断】

畸胎瘤可呈囊性、囊实性或实性，可有强回声团块伴声影。当病变内见强回声团块伴声影时，应优先考虑畸胎瘤。

第四节
羊水异常

一、羊水过多

妊娠晚期羊水量超过 2 000ml 为羊水过多。

【超声诊断】

方法一：最大羊水暗区垂直深度测定，≥80mm（图 10-31）。

方法二：羊水指数（AFI）：AFI≥250mm 诊断为羊水过多。

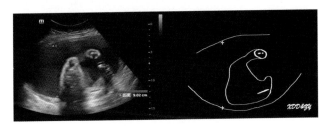

图 10-31　羊水过多：最大垂直深度 90mm，>80mm

【经验点滴】

羊水过多时，应仔细检查胎儿是否合并畸形存在。

二、羊水过少

妊娠晚期羊水量少于 300ml 为羊水过少。

【超声诊断】

方法一：最大羊水暗区垂直深度测定，最大深度≤20mm。

方法二：羊水指数（AFI）：AFI≤50mm 诊断为羊水过少（图 10-32）。

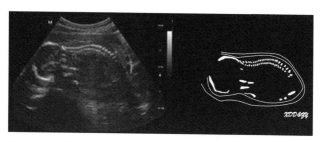

图 10-32　羊水过少：AFI几乎为零

【经验点滴】

羊水过少时，应仔细检查胎儿是否合并畸形存在。

三、羊水回声增强

【超声诊断】

早孕期或中孕期羊水中出现的增强回声可能

是血液（羊膜腔出血），而晚孕期则多为胎粪和胎脂（图 10-33）。

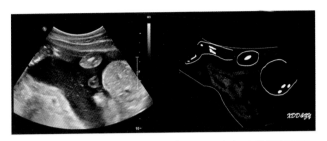

图 10-33　孕 32^{+1} 周，羊水中见到增强回声，
可能为胎粪和胎脂

第五节
羊水中的条索状物

一、宫腔粘连与羊膜纸

宫腔粘连又称阿谢曼综合征，由于宫腔粘连将羊膜及绒毛膜向妊娠囊的中心牵拉，形成向羊膜腔内伸展的纸样结构，即羊膜纸。

【超声诊断】

羊膜纸为一强回声带状结构，一端与胎盘相

连，另一端与子宫壁相连，也可以两端均连于胎盘边缘，或两端均连于宫壁（图10-34）。

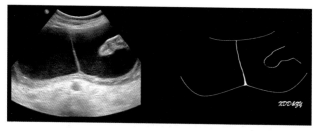

图10-34　羊膜纸
羊水中见一带状强回声，两端均连于宫壁。追问病史孕妇有一次足月剖宫产史和一次流产史

【经验点滴】

羊膜纸与胎儿是不相连的，有些扫查平面图显示羊膜纸将羊膜囊分隔成两个分离的隔膜腔，但变换角度可以显示它们是部分相通的。

二、子宫纵隔

子宫纵隔是由子宫底发出、往宫腔延伸的子宫先天性隔。

【超声诊断】

子宫横切面扫查，宫腔内见一带状组织，前后厚度10mm以上，在宫底部较厚，逐渐变细，最后在距宫颈不远处消失。对孕妇子宫宫底作冠状切也非常重要，方法是将探头置于孕妇胃部并按压至探头陷入腹部，可见宫底凹陷，宫腔内见一带状回声，一端连接宫底，另一端为游离端，并指向宫颈（图10-35）。

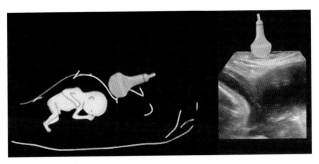

图 10-35　子宫纵隔，对孕妇子宫宫底作冠状切的方法及显示的图像

三、轮廓状胎盘

轮廓状胎盘指胎盘的胎儿面中央稍有凹陷，周边部分或完整的围绕一圈略高起的环形皱褶（详见第十章第二节）。

四、羊膜索带综合征

羊膜索带综合征（amniotic band syndrome，ABS）是由羊膜带粘连或缠绕胎体不同部位引起胎儿变形或肢体截断的一组畸形。ABS 造成的畸形有三大类：肢体畸形、颅裂面裂及腹壁缺损，常为多发。严重时胎儿被羊膜带紧紧缠绕，固定在某种姿势，体位强直，出现脊柱异常弯曲、足畸形等。

【超声诊断】

超声首先发现的异常是胎儿畸形，尤其是脑膨出（图 10-36）和腹裂。胎儿唇裂往往较大，腹裂者肠管多位于腹腔外。肢体畸形可为双侧肢体不对称、存在狭窄环或截肢、截指/趾等。

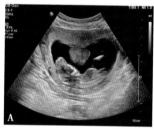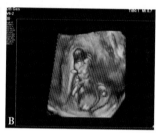

图 10-36　ABS

A. 孕 12^{+1} 周，脑膨出；B. 三维成像可见膨出部位见条状羊膜带附着。

【经验点滴】

一旦声像图上显示条状羊膜带附着在畸形部位，ABS 的诊断便可成立。

（王珍琦　陆　伟　邓学东　潘　琦）

第十一章

胎儿生长

第一节
胎儿生长受限

胎儿生长受限（fetal growth restriction，FGR）在我国的发病率平均为 6.39%，是指胎儿体重低于同孕龄胎儿正常体重的第 10 百分位数，或低于同孕龄胎儿平均体重的两个标准差。FGR 最主要的原因是子宫胎盘供血不足，临床上分为均称型 FGR 和不均称型 FGR，前者多出现在遗传性疾病、胚胎感染、先天性畸形和一系列的综合征中，属于原发性发育不良，即从胚胎期开始，影响生长的因素即存在并发生作用，因而胎儿头颅、躯干及四肢均同时受影响，呈匀称性减小，此类胎儿生长受限预后较差；后者一般出现于相对性营养和供氧不足时，妊娠早期胎儿生长正常，至妊娠中晚期胎儿出现生长受限，受影响最明显的为胎儿躯体，而胎儿的身长及胎头受影响较小也较晚，因而胎儿头与躯干发育不匀称。

【超声诊断】

1. 胎儿双顶径（BPD） 胎头是骨性指标，重复测量误差小，因此双顶径的测量是孕 13 周后、孕 33 周前判断 FGR 的常用方法。利用 BPD 增长曲线可以判断 FGR 的类型，如连续测量曲线均低于第 10 百分位数为均称型 FGR；如早期正常，中晚期降至第 10 百分位数以下为不均称型 FGR。

2. 胎儿头围（HC）（表 11-1） 胎头变形不影响其周径，故 HC 比 BPD 更优越。HC 可准确反映出胎头生长变化，尤其是 FGR 出现较晚时 HC 改变更明显。

3. 胎儿腹围（AC） 此径比双顶径价值更高，胎儿生长受限时，因肝糖原储存减少，肝脏体积缩小，腹部脂肪减少，腹围能准确反映胎儿营养情况。头围与腹围的比值（HC/AC）可用于判断鉴别 FGR 的类型，一般孕 32 周前 HC 大于 AC，孕 34 周前后两者接近，孕 36 周以后 AC 略大于 HC，均称型 FGR 比值基本不变，不均称型 FGR 因 AC 变小，其比值增大。

4. 小脑横径 均称型 FGR 小脑横径与腹围均变小，不均称型 FGR 仅腹围变小（表 11-2）。

5. 子宫动脉血流频谱 在孕 34 周前检查母体子宫动脉多普勒较有意义。FGR 时主要表现为子宫动脉血管阻力增高，舒张早期出现明显切迹。

6. 脐动脉血流频谱 正常的脐动脉在孕 12～14 周前无舒张末期血流，至孕 12～14 周时才出现舒张末期血流，并随着孕周增加而流速增高。FGR 时脐动脉血流 PI，RI，S/D 比值增高（图 11-1）。

表 11-1 各孕周胎儿头围、腹围及头围/腹围正常值

孕龄（周）	头围（mm）			腹围（mm）			头围/腹围比值		
	-2SD	均数	+2SD	-2SD	均数	+2SD	-2SD	均数	+2SD
16	105	124	143	80	105	130	1.09	1.18	1.28
17	118	137	156	92	117	142	1.08	1.18	1.27
18	131	150	169	104	129	154	1.07	1.17	1.26
19	144	163	182	116	141	166	1.06	1.16	1.25
20	156	175	194	127	152	177	1.06	1.15	1.24
21	168	187	206	139	164	189	1.05	1.14	1.24
22	180	199	218	150	175	200	1.04	1.13	1.23
23	191	210	229	161	186	211	1.03	1.12	1.22
24	202	221	240	172	197	220	1.02	1.12	1.21
25	213	232	251	183	208	233	1.01	1.11	1.20
26	223	242	261	194	219	244	1.00	1.10	1.19
27	233	252	271	204	229	254	1.00	1.09	1.18
28	243	262	281	215	240	265	0.99	1.08	1.18

续表

孕龄（周）	头围（mm）			腹围（mm）			头围/腹围比值		
	-2SD	均数	+2SD	-2SD	均数	+2SD	-2SD	均数	+2SD
29	252	271	290	225	250	275	0.98	1.07	1.17
30	261	280	299	235	260	285	0.97	1.07	1.16
31	270	289	308	245	270	295	0.96	1.06	1.15
32	278	297	316	255	280	305	0.95	1.05	1.14
33	285	304	323	265	290	315	0.95	1.04	1.13
34	293	312	331	275	300	325	0.94	1.03	1.13
35	299	318	337	284	309	334	0.93	1.02	1.12
36	306	325	344	293	318	343	0.92	1.01	1.11
37	311	330	349	302	327	352	0.91	1.01	1.1
38	319	336	355	311	336	361	0.90	1.00	1.09
39	322	341	360	320	345	370	0.89	0.98	1.08
40	326	345	364	329	354	379	0.89	0.98	1.08

注：摘自《妇产科超声诊断学》，谢红宁主编，2005年9月第1版

表11-2 各孕周胎儿双顶径及小脑横径正常值

孕周	双顶径（mm）			小脑横径（mm）		
	−2SD	均数	+2SD	−2SD	均数	+2SD
16	30.5	35.2	40.0	12.9	16.1	19.2
17	35.1	39.6	44.1	14.7	17.5	20.3
18	38.3	42.8	47.3	15.6	18.5	21.5
19	41.9	46.2	50.5	16.0	19.3	22.6
20	45.2	49.3	53.4	17.6	20.8	24.0
21	47.6	52.3	56.9	18.2	21.7	25.2
22	51.2	55.2	59.2	19.7	23.1	26.4
23	53.9	58.8	63.6	22.0	25.0	28.1
24	57.5	61.9	66.4	22.7	26.7	30.7
25	59.0	65.0	71.0	24.3	28.2	32.1
26	63.1	67.7	72.3	25.2	29.3	33.5
27	64.8	71.1	77.4	26.7	30.9	35.2

孕周	双顶径（mm）			小脑横径（mm）		
	-2SD	均数	+2SD	-2SD	均数	+2SD
28	68.1	74.6	81.0	29.5	33.6	37.7
29	71.2	76.6	82.0	30.7	35.1	39.5
30	74.1	79.7	85.2	32.7	36.6	40.4
31	77.8	82.0	86.3	33.2	38.3	43.5
32	78.1	83.9	89.8	34.5	40.2	45.9
33	80.0	85.5	91.0	36.4	41.3	46.2
34	83.5	88.6	93.6	37.5	42.7	47.9
35	82.3	88.5	94.8	37.6	44.8	52.0
36	86.3	92.3	98.4	37.8	45.1	52.4
足月	88.8	95.2	101.6	38.7	46.9	55.1

注：摘自《妇产科超声诊断学》，谢红宁主编，2005 年 9 月第 1 版

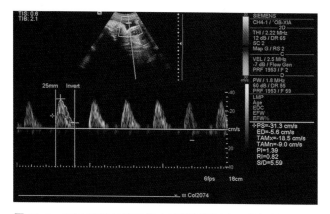

图 11-1　FGR 的胎儿脐动脉血流舒张期缺如，S/D 比值增高

7. 大脑中动脉血流频谱　孕 11～12 周之前，大脑中动脉也无舒张末期血流显示，至孕 11～12 周后才出现舒张末期血流。PI 恒定不变，直到妊娠最后的 6～8 周，PI 开始下降。FGR 时其舒张末期血流增加，PI 下降。

8. 静脉导管血流频谱　静脉导管是脐静脉在肝脏内的一个重要分支，约 53% 的脐静脉血液直接经过静脉导管进入下腔静脉。其波形分为三部分　第一个波称"S"波，位于心室收缩期；第二个波称"D"波，位于心室舒张早期；第三阶段称"a"谷，位于心房收缩期。"S"波、"D"波、"a"谷的流速随孕周的增加而增加。FGR 时，静脉导管多普勒频谱的"a"谷流速降低，严重时"a"谷血流消失或反向，提示预后较差。

【经验点滴】

超声检查对 FGR 的诊断和指导临床治疗具有较大的意义，但注意在判断时应至少观察 2～3 周后才能下结论。而且要同时测量头围、腹围、股骨长等多个数据进行评估。目前很多医院都根据双顶径、头围、腹围、肱骨长、股骨长等的正常值范围做成生长曲线（图 11-2），这样可以更方便更准确地进行评估。

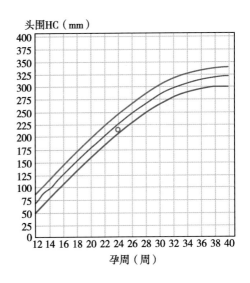

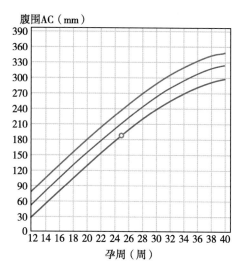

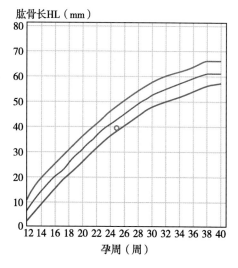

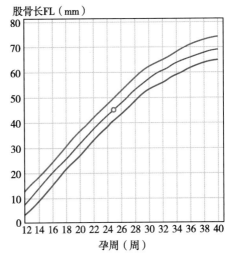

图 11-2　胎儿生长曲线

第二节
巨大儿

　　胎儿体重达到或超过 4 000g 者称为巨大儿。巨大儿胎儿通过正常产道时常常发生困难，常需手术助产，如并发肩难产则困难更大，此时处理不当可发生子宫破裂或软产道损伤，胎儿常发生窒息或手术时损伤，重者造成伤亡。

【超声诊断】

产前诊断巨大儿的方法包括评估产妇方面的高危因素、临床检查宫底高度以及超声检查。目前常用的超声指标主要有：双顶径达 98～100mm，股骨长度＞80mm，腹围＞330mm。但超声依然不是产前诊断巨大儿的可靠方法。出生体重评估是诊断巨大儿唯一且准确的方法。

第三节
胎儿水肿

胎儿水肿是胎儿体内至少两个体腔出现细胞外液积聚，包括头皮和体表皮下水肿、心包积液、胸腔积液和腹腔积液。胎儿水肿常提示预后不良，应严格掌握其定义。按照病因可将水肿分为免疫性水肿和非免疫性水肿，前者主要是由于母体抗体对胎儿红细胞抗原的同种异体免疫反应造成胎儿贫血引起的；后者主要是由心脏畸形、染色体异常、双胎输血综合征、先天性代谢异常、α- 地中海贫血纯合子及宫内感染等引起的。

【超声诊断】

1. 超声诊断胎儿水肿直接依据定义，出现以下 2 项即可诊断：单侧或双侧胸腔积液，腹腔积液（表11-3），心包积液，皮下水肿。

表 11-3　胎儿胸腔积液、腹腔积液声像图特征

项目	主要声像图表现
胸围、腹围	增大
胸壁、腹壁	变薄
胸腔、腹腔	液体包绕胸腔、腹腔脏器，脏器漂浮于液体中
合并异常	可合并身体其他部位水肿
羊水	可较多

2. 皮下水肿表现为胎儿局部或全身皮下组织回声减低，伴明显增厚，一般>5mm。横切躯干或四肢时，水肿增厚的低回声皮下组织如茧样包绕内部结构（图 11-3）。

3. 常伴有胎盘增厚、羊水过多。

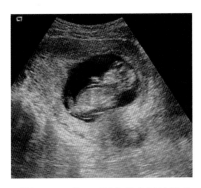

图 11-3　孕 14 周全身水肿的胎儿

【经验点滴】

胎儿水肿不是独立的疾病，而是一种重要的病理过程。广泛皮肤水肿常为早孕期超声检查时首先发现的异常，皮肤水肿容易在胎头处清晰显示，在颈背部特异性更强。右心超负荷、心输出量下降是多数早期胎儿水肿的首要原因。心输出量不足可由严重的心脏异常引起，如房室间隔缺损、心室率过快、心肌病等。因此在发现胎儿水肿征象时需要注意检查胎儿心脏结构及心律，必要时行胎儿超声心动图。

第四节
胎位异常

超声可观察胎儿的胎势、胎产式、胎先露及胎方位。正常的胎势为胎头俯屈，颜面部贴近胸壁，脊柱略弯曲，四肢屈曲交叉于胸腹腔前，胎产式为纵产式。

纵产式：头先露（枕，前囟，额，面）

　　　　臀先露（混合臀，单臀，单足，足）

横产式：肩先露

【超声诊断】

探头放在耻骨联合上方，确定胎先露，如看

到颅骨强回声环为头位（图 11-4），看到臀则为臀位（图 11-5），见胎儿肩膀或手则为横位。

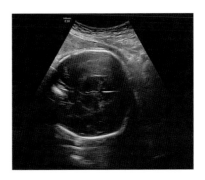

图 11-4　头位胎儿

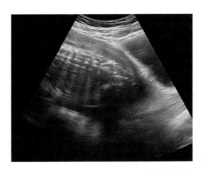

图 11-5　臀位胎儿

【经验点滴】

孕 28 周之前，胎位不确定，容易变化；孕 32 周以后，胎位相对稳定，基本不变。

（姜　纬　陆　伟　潘　琦）

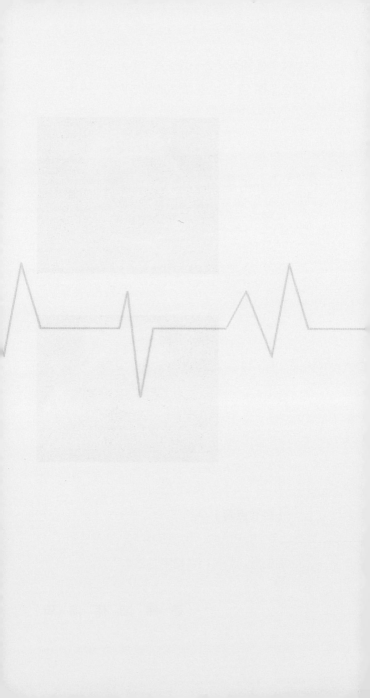

第十二章

胎儿宫内缺氧的诊断

第一节
胎儿循环系统的解剖特点

胎儿期存在 3 个特有的动—静脉交通通道：

1．卵圆孔及卵圆孔瓣，位于左、右心房之间的房间隔上，血液通过卵圆孔进入左心房，卵圆瓣阻止血液逆流。

2．动脉导管，存在于主动脉和肺动脉之间，将肺动脉的血导入降主动脉。

3．静脉导管，将脐静脉内的富氧血导入下腔静脉，至右心房，再经卵圆孔进入左心房。

胎儿心脏无论是解剖还是功能，均是右心占优。

胎儿血液循环见图 12-1～图 12-3 及视频 12-1。

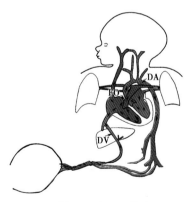

图 12-1　胎儿血液循环模式图

DV：静脉导管；FO：卵圆孔；DA：动脉导管

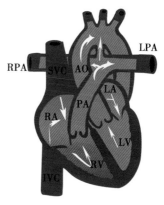

图 12-2　胎儿心脏循环模式图

RA：右心房；RV：右心室；LA：左心房；LV：左心室；
AO：主动脉；PA：肺动脉；LPA：左肺动脉；RPA：右肺动脉；
IVC：下腔静脉；SVC：上腔静脉

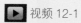

▶ 视频 12-1

胎儿期血液循环解读

脐静脉由脐部进入腹腔后分为三条路径：

1．经静脉导管汇入下腔静脉。

2．汇入门静脉左支。

3．汇入门静脉右支。

门静脉左右支经过肝循环通过肝静脉回流至下腔静脉。

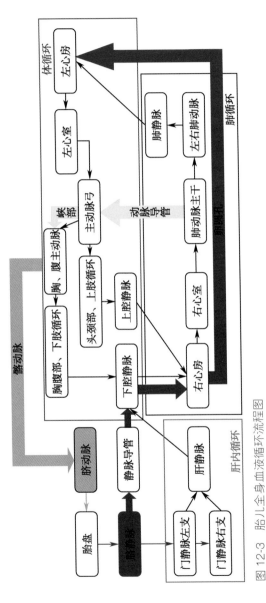

图 12-3 胎儿全身血液循环流程图

（图片来源于铜仁市人民医院超声科黄良主任）

上述三条分流路径血流比例随孕周变化，文献报道称孕 20~38 周，静脉导管血流比例由 40% 下降至 15%，门静脉右支血流比例从 20% 上升至 45%，门静脉左支比例维持在 40% 左右。这与孕中期胎儿中枢神经系统优先发育而孕晚期腹腔脏器的快速发育相匹配。

胎儿静脉循环中，静脉导管是连接胎儿脐 - 门静脉与体静脉系统的重要通道。除少数变异外，大多数胎儿静脉导管起自门静脉窦部，斜行向上至下腔静脉右房连接处，其开口的左侧紧邻下腔静脉瓣，且开口方向正对着位于房间隔中部的卵圆孔。静脉导管起始端管壁存在括约肌，受血氧含量和血容量等因素的调节。生理状态下，经过胎盘气体交换后的脐静脉具有血容量大和血氧分压高的特点。一方面，静脉导管限制从脐静脉进入心脏的血流量，调节心室前负荷；另一方面，静脉导管将来自脐静脉的高氧血快速射入下腔静脉右房连接处，由于静脉导管开口正对着卵圆孔和下腔静脉瓣的遮挡，大部分高氧血被射入左心房，经过左心室和升主动脉给中枢神经系统供血。

第二节
胎儿缺氧时的血流动力学变化

胎儿在缺氧情况下，有一种自身调节功能，以确保脑部的血供，即"脑保护效应"，使脑部、心脏及肾上腺等重要器官的血管处在扩张状态，而体循环包括肾脏、肠管、下肢等血管则处于收缩状态以减少血供，同时，脐静脉进入静脉导管的血流比例增加，结果造成腹围比头围更明显地小于正常。

临床上引起胎儿缺氧最常见的原因是胎盘三级绒毛内血管分支不够，血管阻力增高，造成胎儿生长受限（fetal growth restriction，FGR）。由于脐动脉阻力升高，使进入胎盘绒毛内与母体换氧的血流量减少，胎儿出现缺氧现象。一旦存在缺氧，便发生"脑保护效应"，随之血流动力学发生变化，血流重新分配，身体上半部分的血流量增加，下半部分的血流量减少，也使升主动脉血流量增加，降主动脉血流量减少。

"脑保护效应"还能扩张静脉导管，使脐静脉进入静脉导管的血流比例增加，由正常情况下的 53% 增加至 90%，使得足够的含氧血进入左心以供应头部。这样，流入肝脏的血液大大下降，因此严重 FGR 胎儿的肝脏很小，腹围也就很小。

如果缺氧状况得不到纠正，血流动力学的变化将始终处于"脑保护效应"状态，并形成恶性循环，脐动脉血流量减少使进入胎盘换氧的血减少，从而进一步加重了缺氧，而缺氧又使降主动脉、脐动脉的血流量更减少。长期宫内缺氧不仅胎儿生长受限，而且肾脏血流量减少，造成羊水过少。

脑部血管扩张和血流量的增加，使上腔静脉回流至右心房的血液也增加，使右心的前负荷增加。另外，由于胎盘阻力的增加，右心后负荷也有增加，这两种情况共同加重右心负担，最终导致右心衰竭。

第三节
胎儿宫内缺氧时多普勒超声表现

一、脐动脉

脐动脉在产科检查中最为常用，最能反映胎盘阻力，也最容易获得多普勒频谱。胎儿宫内缺氧时，胎盘阻力升高，脐动脉出现舒张末期流速降低，脐动脉频谱 S/D、RI 及 PI 值均升高，由于测值受胎动、胎儿心率、母体心率等因素影响，需复查与随访。严重缺氧时舒张期血流消失，甚至出现反向血流。

二、大脑中动脉

缺氧时大脑中动脉反映出脑血供增加的情况，即脑部血管扩张、阻力降低，多普勒超声表现为舒张末期流速增加、RI 及 PI 值下降。

目前我们利用大脑中动脉和脐动脉之间的 RI 比值进行胎儿缺氧程度的分析判断。由于缺氧时大脑中动脉 RI 降低，脐动脉 RI 升高，两者比值 <1。

三、静脉导管

静脉导管（ductus venosus，DV）血流频谱由"两峰一谷"构成，第一峰为心室收缩峰，即 S 峰；第二峰为心室舒张峰，即 D 峰；一谷为心房收缩谷，即 A 谷。各指标参考值随孕周进展而变化，各峰值流速逐渐上升，而阻力指数则逐渐下降。

在胎儿生长受限（FGR）中，右心的血流动力学改变早于左心，舒张期早于收缩期，而DV血流频谱正是反映右心舒张功能的良好指标，常表现为各峰值流速下降（尤其是A谷），出现间歇性并逐渐发展为持续性的舒张末期血流消失或反转。在预后判断上，当DV频谱出现A谷显著下降，甚至出现持续性的舒张末期血流消失或反转（absent or reversed end-diastolic flow，AREDF）时，多提示胎儿对缺氧已无法代偿，右心功能恶化、多条血管频谱出现异常时更是如此，应立即处理。但要注意DV频谱有时会有显著的短期变异，需进行动态监测。判断双胎输血综合征的预后中，当DV出现AREDF时被定为Quintero Ⅲ级，预后多不良。但若供血儿先死亡，则受血儿的预后较好。DV管径大小和血流频谱中PI改变与胎盘供应胎儿的血氧含量有关。管径增粗（＞2mm）或PI值增大（＞1）都有助于胎儿宫内缺氧的提示（图12-4～图12-6）。

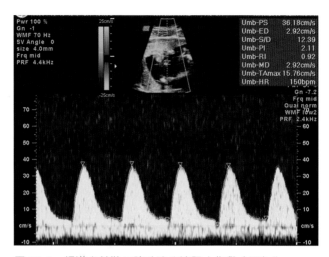

图 12-4　频谱多普勒示脐动脉血流阻力指数（RI）为 0.92（孕 24 周，以下为同一胎儿）

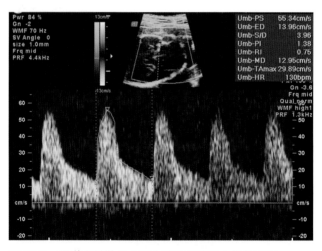

图 12-5　频谱多普勒示大脑中动脉血流阻力指数（RI）为 0.75，小于脐动脉 RI

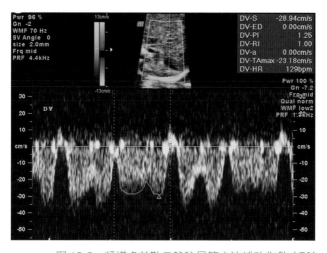

图 12-6 频谱多普勒示静脉导管血流搏动指数（PI）
为 1.25，提示胎儿宫内缺氧

【经验点滴】

以上胎儿血管的多普勒超声监测应结合胎儿腹围、胎动情况、羊水量及孕妇有无合并其他异常情况等综合判断胎儿宫内缺氧情况，早期对胎儿作出全面、准确的评估，为临床提供客观、可靠的参考依据，使胎儿得到及早干预，获得较佳的预后。

（姜　纬　邓学东　苟中山）

第十三章

胎儿遗传学异常

第一节
概述

本章所介绍的胎儿遗传学异常包括常见染色体异常和部分微缺失、微重复综合征及联合征。

染色体异常主要包括染色体数目异常及结构异常，有常染色体异常及性染色体异常。21- 三体综合征、18- 三体综合征、13- 三体综合征、Turner 综合征及三倍体是最常见的染色体异常，约占所有染色体异常的 80% 以上。染色体异常的特点是偶然性、随机性、灾难性，三体征发病风险随着孕妇年龄的增高而升高，Turner 综合征及三倍体发病风险则与孕妇年龄无关。染色体异常患儿常有智力异常、生长发育迟缓、结构畸形等异常，迄今为止没有有效的治疗手段！

拷贝数变异（copy number variants，CNVs）是指广泛存在于人类基因组中的 >1kb 的基因组结构变异，包括染色体核型分析无法检测的微缺失、微重复等。染色体微阵列分析技术（chromosomal microarray，CMA）能够检测出 >1kb 的 CNVs，可将超声异常而染色体核型分析正常胎儿的染色体异常检出率提高 8%～16%。

胎儿遗传学异常的产前检查方法包括筛查性

检查及诊断性检查，凡高危妊娠或筛查高风险或超声发现异常的胎儿均需进一步的介入性产前诊断（如羊膜腔穿刺、绒毛膜穿刺、脐带血穿刺）行细胞遗传学诊断（胎儿染色体核型分析）及（或）分子遗传学诊断（CMA等）以明确诊断。近年来，NIPT（无创产前筛查）技术逐渐成熟，在假阳性率为 0.1% 的情况下对 21-、18-、13-三体综合征的筛查敏感性逐渐提高，可以高达99%。

第二节
胎儿结构畸形与胎儿遗传学异常的关系

超声虽然不能直接观察胎儿染色体结构、数目及微缺失、微重复，但通过遗传学超声（genetic sonography）仔细扫查可发现与遗传学异常相关的一些阳性超声软指标及某些特殊征象，使超声在产前筛查胎儿遗传学异常中成为可能。产前超声筛查遗传学异常的主要时间为孕 11～13^{+6} 周（详见第一章第三节）和孕 16～20 周。产前超声发现胎儿明显结构异常时，首先应考虑胎儿是否有遗传学异常。

一、胎儿主要结构畸形数与染色体异常的关系

产前超声检出的胎儿畸形数越多，其患染色体异常的可能性越大（表 13-1）。

表 13-1 超声检出胎儿畸形数与胎儿染色体异常发生率的关系

胎儿畸形数	胎儿发生染色体异常百分率（%）
>2	29
>3	48
>4	62
>5	70
>6	72
>7	82
>8	92

二、胎儿结构畸形单发或多发与染色体异常的关系

1．颈部水囊瘤、颈部水肿（NT/NF 增厚）、十二指肠闭锁单独出现时其染色体异常发生率较高。

2．其他结构畸形单独出现时其染色体异常发生率比多发畸形时低得多（表 13-2）。

表 13-2　胎儿各种畸形单独出现与多发畸形
同时存在时染色体异常发生率

各种类型胎儿畸形	畸形单独出现时染色体异常发生率（%）	多发畸形时染色体异常发生率（%）
脑室扩大	2	17
前脑无裂畸形	4	39
脉络丛囊肿	<1	48
Dandy-Walker 畸形	0	52
唇裂	0	51
小下颌畸形	-	62
颈部水囊瘤	52	71
颈部水肿（NT/NF 增厚）	19	45
膈疝	2	49
心脏畸形	16	66
十二指肠闭锁	38	64
脐膨出	8	46
足内翻	0	33
胎儿生长受限	4	38

三、胎儿结构畸形种类与染色体异常发生的相关性

表 13-3 列出了强烈提示胎儿染色体异常的结构畸形与发生染色体异常可能性低的结构畸形。

表 13-3　强烈提示胎儿染色体异常的结构畸形与发生染色体异常可能性低的结构畸形列表

强烈提示染色体异常的胎儿结构畸形	发生染色体异常可能性低的胎儿结构畸形
颈部水囊瘤	单纯唇腭裂
颈部水肿	单纯足内翻
十二指肠闭锁	腹裂畸形
某些类型的心脏畸形	空肠闭锁
前脑无裂畸形	大肠梗阻
Dandy-Walker 畸形	单侧多囊性肾发育不良
脑积水	卵巢囊肿
泌尿系统某些畸形	肠系膜囊肿
胎儿水肿	胎儿肿瘤
脐膨出	肺囊腺瘤
	脑穿通畸形
	脑裂畸形
	单纯脉络丛囊肿

四、胎儿结构畸形严重程度与发生染色体异常的风险相关性

对于某些具体畸形而言，发生染色体异常的危险性高低可能与该畸形的严重程度成反比，即某一畸形越严重，发生染色体异常的风险却越

低，如：①脐膨出；②脑室扩张；③肾盂扩张；④四肢骨骼异常。

第三节
常见染色体异常特点及主要超声表现

一、21- 三体综合征

21- 三体综合征（Down syndrome）即大家所熟知的唐氏综合征，发生率约 1/700，发生率随着孕妇年龄增高而升高，故目前以预产期 35 周岁作为高龄孕妇界限。母亲年龄与 21- 三体风险关系见表 13-4。染色体核型图见图 13-1。

表 13-4　母亲年龄与 21- 三体风险关系

母亲年龄（岁）	21- 三体发生率
15～29	1/1 500
30～34	1/800
35～39	1/270
40～45	1/100
>45	1/50

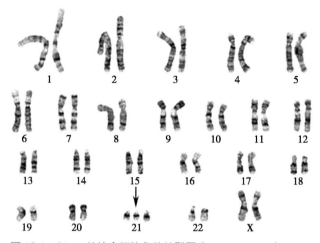

图 13-1 21-三体综合征染色体核型图（47，XX，+21）

【超声表现】

21-三体综合征主要超声表现见表 13-5，部分结构异常或超声软指标见图 13-2、图 13-3。

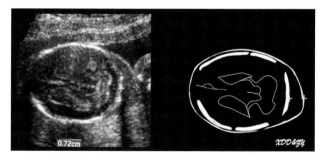

0.72cm

图 13-2 产前二维超声声像图示颈项皮褶（NF）增厚

表 13-5 21-三体、18-三体、13-三体、Turner 及三倍体主要超声表现

21-三体综合征	18-三体综合征	13-三体综合征	Turner 综合征	三倍体
颈项透明层增厚或颈部水囊瘤	草莓形头	前脑无裂畸形	颈部巨大水囊瘤	早发的严重不对称性 FGR
鼻骨骨化不全	脉络丛囊肿	一系列面部畸形如独眼畸形等	全身水肿（大空服征）	中枢神经系统异常 脑积水或侧脑室增宽
脑积水或侧脑室增宽	胼胝体缺失	猴头畸形	胸腔积液	心脏畸形
完全性房室间隔缺损	Dandy-Walker 畸形	中央唇裂与腭裂 双侧唇裂与腭裂	腹腔积液	并指畸形
十二指肠闭锁	唇、腭裂及其他面裂	眼距近	左心发育不良	颜面异常 小下颌
肠管强回声	颈部水囊瘤	喙鼻		胎盘菲薄
股骨短／肱骨短	小下颌	小眼畸形		
肾窦分离	VSD 等	小头畸形		
足畸形	膈疝	VSD 等		
大脚趾异常	食管闭锁			

续表

21-三体综合征	18-三体综合征	13-三体综合征	Turner 综合征	三倍体
草鞋脚	脐膨出	脐膨出		
指/趾弯斜	肾脏畸形	肾脏积水		
第 5 指畸形	脊髓脊膜膨出	多指/趾畸形		
髂骨角增大	FGR			
	肢体短			
	桡骨发育不全			
	手指重叠			
	畸形足			

FGR: 胎儿生长受限; VSD: 室间隔缺损

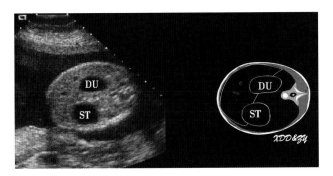

图 13-3 产前二维超声声像图示"双泡征",怀疑
十二指肠闭锁

DU:十二指肠;ST:胃泡

【经验点滴】

21- 三体综合征宫内死亡率约为 65%,但部分患儿出生后可生存至 50 岁。再发风险为 1%。应注意,近 50% 的 21- 三体综合征产前超声无特异性表现。而 NT 增厚(即使达 9mm)或颈部淋巴水囊瘤的胎儿染色体亦有可能正常。

> **记忆方法**
>
> 21- 三体——12 指肠闭锁(数字颠倒着记)。

二、18- 三体综合征

18- 三体综合征(Edward's syndrome)发生率约 1/2 400,发生率随孕妇年龄增高而升高。

染色体核型图见图 13-4。

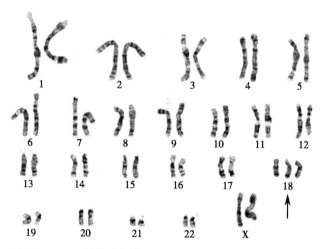

图 13-4　18- 三体综合征染色体核型图（47，XX，+18）

【超声表现】

18- 三体综合征主要超声表现见表 13-5，部分典型异常超声声像图及大体标本图见图 13-5～图 13-9 及视频 13-1。

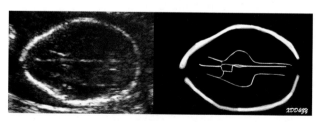

图 13-5　产前二维超声声像图示 "草莓头"

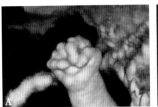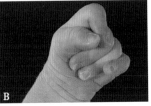

图 13-6　重叠指三维超声声像图及大体标本图

A. 产前三维超声声像图示手指重叠；B. 大体标本示重叠指

视频 13-1

重叠指示范及解读

图 13-7　产前三维超声声像图示足内翻（club foot）

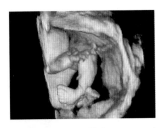

图 13-8　产前二维超声声像图示双侧脉络丛囊肿

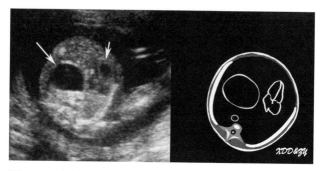

图 13-9　产前二维超声声像图示胃泡（长箭头）位于左侧胸腔内，将心脏（短箭头）挤压至右侧胸腔，诊断为膈疝

【经验点滴】

18- 三体综合征宫内死亡率约为 80%，90% 出生后 1 岁内死亡，极少数幸存者有严重脑发育迟缓。再发风险为 1%。

三、13- 三体综合征

13- 三体综合征（Patau's syndrome）发生率约 1/12 000～1/6 000，发生率随孕妇年龄增高而升高。染色体核型图见图 13-10。

【超声表现】

13- 三体综合征主要超声表现见表 13-5，部分典型异常超声声像图见图 13-11、图 13-12。

【经验点滴】

13- 三体综合征宫内死亡率约为 80%，90% 出生后 1 岁内死亡。再发风险为 1%。

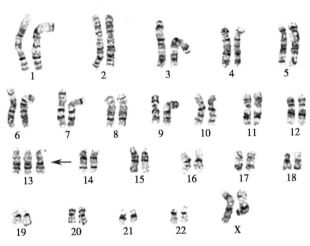

图 13-10　13- 三体综合征染色体核型图（47，XX，+13）

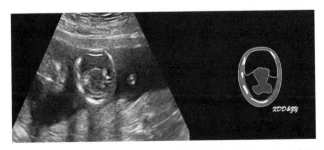

图 13-11　产前二维超声声像图示单一脑室、脑中线消失、丘脑融合、透明隔腔缺如，诊断为前脑无裂畸形

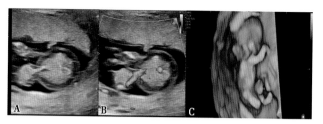

图 13-12 脐膨出，胎儿水肿

A. 胎儿腹部横切面示胎儿腹壁连续性中断，腹腔内容物膨出并有包膜包裹形成包块，诊断为脐膨出合并胎儿水肿；B. CDFI 示可见脐血管走行于包块旁；C. 三维超声表面成像显示胎儿腹壁包块膨出

四、Turner 综合征

Turner 综合征在活产女婴中的发生率约为 1/5 000～1/2 500，发生率与孕妇年龄无关。染色体核型图见图 13-13。分为致死型 Turner 综合征及非致死型 Turner 综合征。

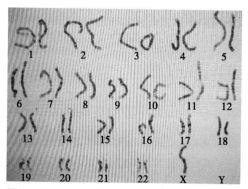

图 13-13 Turner 综合征染色体核型图（45，XO）

【超声表现】

1. 致死型 Turner 综合征主要超声表现见表 13-5，部分典型异常超声声像图及示意图见图 13-14～图 13-16。

2. 非致死型 Turner 综合征　超声无异常表现，无生育能力，智力正常，不影响寿命。

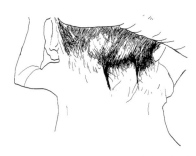

图 13-14　颈蹼增厚示意图

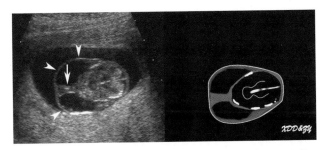

图 13-15　产前二维超声声像图示胎儿颈部水囊瘤，有分隔（箭头），箭号示皮肤

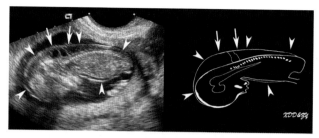

图 13-16　产前二维超声声像图示胎儿颈部水囊瘤(箭头)、全身水肿（"太空服"征），箭号示皮肤

【经验点滴】

Turner 综合征再发风险与正常人群相似。

五、三倍体

三倍体发生率约 1/5 000~1/2 500，发生率与孕妇年龄无关。染色体核型图见图 13-17。

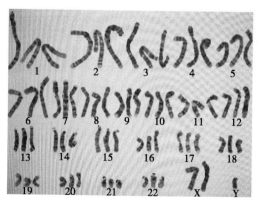

图 13-17　三倍体染色体核型图（69，XXY）

【超声表现】

三倍体主要超声表现见表 13-5、图 13-18。

如多余染色体来源于父亲，则胎盘异常（胎盘菲薄），常于 20 周前自然流产。如多余染色体来源于母亲，则胎盘可正常，可持续妊娠至晚期。

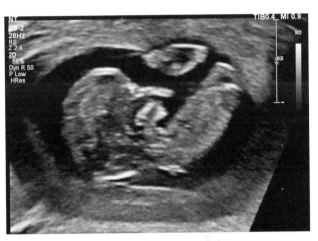

图 13-18　早孕期 12^{+4} 周即发生的严重不均称型胎儿生长受限（FGR）胎儿于孕 13^{+5} 周自然流产，遗传学检测结果为三倍体。

【经验点滴】

三倍体宫内死亡率高，大多数在孕早期自发流产。再发风险与正常人群相似。

第四节
非特异性超声表现与染色体异常的关系

一、胎儿生长受限

严重胎儿生长受限（fetal growth restriction, FGR）是胎儿染色体异常较常见的表现。

1．超过 51% 的 18- 三体、13- 三体综合征胎儿有宫内生长受限。

2．三倍体胎儿在早孕期即可出现宫内生长受限。

3．21- 三体综合征和 Turner 综合征无明显胎儿生长受限。

二、羊水过多

1．单纯羊水过多，染色体异常发生率较低。

2．但如果羊水过多伴有胎儿生长受限，不仅染色体异常发生的可能性明显增高，而且应高度怀疑存在与染色体异常有关的其他结构畸形，应仔细检查胎儿各结构，尽力寻找胎儿可能存在的结构畸形。

第五节
阳性超声软指标增加染色体异常的风险

产前超声检查可发现一些微小的、常常是一过性的异常。这些异常不同于胎儿结构畸形，本身对胎儿没有太大影响，但有这些超声表现的胎儿，染色体非整倍体的风险增高，故称这些超声表现为"超声软指标"。常见的超声软指标包括颈项皱褶（nuchal fold，NF）增厚（视频 13-2）、鼻骨骨化不全（图 13-19、图 13-20）、侧脑室轻度增宽（图 13-21）、后颅窝池增宽（图 13-22）、心室内点状强回声（图 13-23）、肠管回声增强（图 13-24）、肾窦分离（图 13-25）、单脐动脉（图 13-26、视频 13-3）等。超声软指标阳性与胎儿染色体异常有关，可用于染色体非整倍体筛查。但其不同于结构异常，也可出现于大多数正常胎儿中。

视频 13-2

胎儿颈项皱褶（NF）测量解读

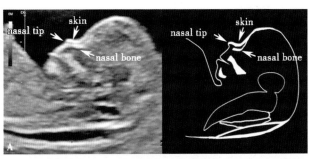

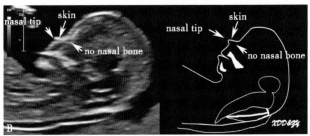

图 13-19 鼻骨存在及"缺如"超声声像图及示意图

A．产前二维超声正中矢状切面示鼻骨存在；B．产前二维超声正中矢状切面未显示鼻骨

nasal bone：鼻骨；nasal tip：鼻尖；skin：皮肤；no nasal bone：未见鼻骨

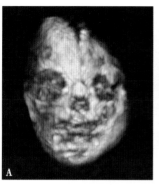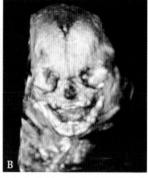

图 13-20　鼻骨存在及"缺如"产前三维超声骨骼成像
模式声像图

A．产前三维超声骨骼模式显示鼻骨存在；B．产前三维超声
骨骼模式未显示鼻骨

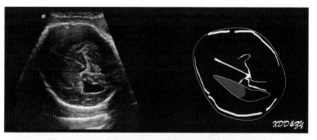

图 13-21　产前二维超声横切面示侧脑室增宽 12mm

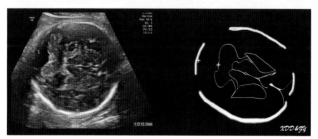

图 13-22　产前二维超声小脑横切面示后颅窝池增宽

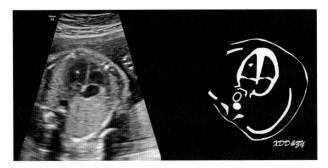

图 13-23　产前二维超声心脏四腔观示左心室内点状强回声

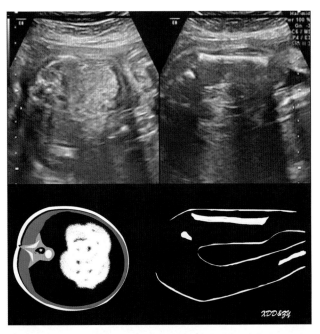

图 13-24　产前二维超声声像图示肠管回声增强（强于股骨回声）

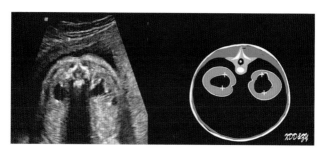

图 13-25　产前二维超声横切面示双肾肾窦分离均为 9mm

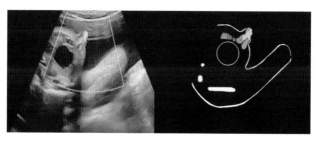

图 13-26　CDFI示腹部横切面膀胱仅一侧可探及
脐动脉，为单脐动脉

CDFI：彩色多普勒血流显像

▶ 视频 13-3

单脐动脉诊断及注意事项

　　常见的超声软指标增加染色体非整倍体
（21- 三体综合征、18- 三体综合征）风险似然比
及可能存在的先天性异常见表 13-6。

表13-6 超声软指标增加染色体非整倍体（21-三体、18-三体）的风险似然比及可能存在的先天性异常

超声软指标	21-三体（似然比）	18-三体（似然比）	可能的先天性异常
颈项皱褶增厚	17	•	先天性心脏病
肠管回声增强	6	•	囊性纤维化、感染、胃肠道疾病
轻度侧脑室增宽	9	•	胼胝体缺失、感染、梗阻
心室内强回声点	2	•	•
脉络丛囊肿	•	7	•
单脐动脉	•	•	肾脏异常、心脏异常
轻度肾盂扩张	•	•	肾积水、反流
后颅窝池增宽	•	•	口-面-指综合征、美-格综合征
肱骨短	7.5	•	骨骼异常、宫内发育迟缓
股骨短	2.5	•	骨骼异常、宫内发育迟缓
鼻骨骨化不全	51	•	•

第六节
部分遗传综合征及联合征的主要超声表现

　　超声不能直接观察胎儿有无微缺失或微重复综合征，但大多数综合征有其特有的超声表现，当遗传学超声发现异常时应怀疑某些综合征或联合征的可能，这些综合征或联合征虽罕见，但如能提高其认识，可提示进一步的遗传学检测以明确诊断，从而有利于临床咨询及指导再次妊娠，并为胎儿宫内早期干预及出生后的治疗提供重要依据。

一、Apert 综合征

　　Apert 综合征（Apert syndrome，AS）又称Ⅰ型尖头并指畸形（acrocephalosyndactyly typeⅠ），以颅面部（尖头、面容特殊）（图 13-27）和手足（并指、趾）畸形（图 13-28）为主要特点，常伴不同程度精神发育迟缓及其他畸形。

　　【超声表现】

　　典型超声征象为胎儿冠状缝早闭、尖头（"三叶草征"）、双侧对称性并指畸形（"手套征"）、颜面部正中矢状切面轮廓异常，三维骨骼成像技术可清晰地重建出胎儿头颅异常、颅缝早闭及手足并指/趾等征象。

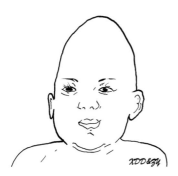

图 13-27　尖头示意图

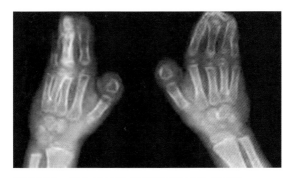

图 13-28　出生后 X 线示双侧对称性并指畸形

【经验点滴】

Apert 综合征头颅呈"三叶草"型，此时需与致死性侏儒 II 型相鉴别，后者严重短肢、胸腔狭小、扁平椎、低位耳，无特征性的对称性并指/趾畸形、颜面畸形。

研究表明超过 98% 的 Apert 综合征是因成纤维细胞生长因子受体 2 （*FGFR2*）基因错义突变所致，产前超声诊断 Apert 综合征对孕妇进行遗传咨询和患儿出生后手术治疗具有重要指导作用。

二、Joubert 综合征及 Jourbert 综合征相关疾病

Jourbert 综 合 征（Jourbert syndrome，JS）是一组病理学特征为小脑蚓部完全或部分发育不全的先天发育畸形，为罕见的先天性颅脑发育异常，发病率约为 1/100 万。在遗传学上，JS被归类为纤毛疾病，通常被认为是常染色体隐性遗传疾病，但有遗传异质性。Jourbert 综合征相 关 疾 病（Jourbert syndrome related disease，JSRD）常伴发小头畸形、多指畸形、视网膜缺损或视网膜发育不良和多囊肾等。

【影像学表现】

Jourbert 综合征及相关疾病特征性影像表现有小脑半球"中线裂""蝙蝠翼"状或"三角形"第四脑室、中脑"磨牙"征。"中线裂"是由于小脑蚓部部分或完全缺如，横切面上表现为两侧小脑半球在中线部位分开，脑脊液进入其中所致（图 13-29）。"蝙蝠翼"是由于小脑蚓部完全或严

重缺如，使中脑和脑桥连接部增宽、变形，导致第四脑室头侧至尾侧表现为"蝙蝠翼"或"三角形"状改变（图 13-30）。"磨牙征"是由于小脑上脚纤维缺乏交叉垂直于中脑（图 13-31），中脑前后径缩短，脚间池加深，在轴位图像上增宽的中脑、凹陷加深的脚间池和平行走行的小脑上脚在周围脑脊液的衬托下，中脑和小脑上脚形态犹如磨牙的侧面观，称之为"磨牙征"（图 13-32）。

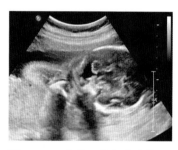

图 13-29　产前二维超声声像图示小脑半球"中线裂"

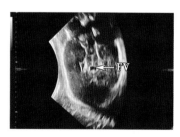

图 13-30　产前三维超声声像图示第四脑室呈"蝙蝠翼"征

FV：第四脑室

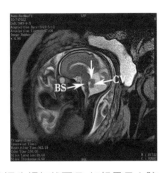

图 13-31　胎儿磁共振头颅矢状面 T_2 加权显示小脑
上脚垂直于中脑

BS：脑干；CV：小脑蚓部

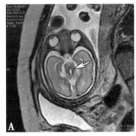

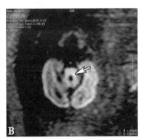

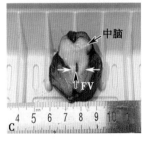

图 13-32　"磨牙征"胎儿磁共振图像及大体标本图

A．胎儿磁共振头颅横切面 T_2 加权显示"磨牙征"（箭头所示）；
B．磁共振弥散成像示"磨牙征"（箭头所示）；
C．大体标本显示"磨牙征"（箭头所示）

FV：第四脑室

【经验点滴】

JS 需与以下疾病鉴别：

1. Dandy-Walker 畸形 常伴发后颅窝池扩大，小脑蚓部上抬，脑干发育正常，无"磨牙征"。

2. 菱脑综合征 两侧小脑半球融合和小脑蚓部缺如，因而两侧小脑半球之间无"中线裂"存在，呈现"银杏叶征"。

产前超声显示小脑蚓部发育不良可为诊断 JS 提供一定线索，建议观察是否存在"中线裂"并行胎儿颅脑 MRI、胎儿基因检查及追踪随访家族是否有家系患儿。目前已有 16 个基因位点被报道与该类疾病相关，其中 AHI1 基因突变被认为是最常见也是最重要的，示图病例胎儿经基因检测提示为 OFD1 基因突变。

三、Cantrell 五联症

Cantrell 五联症是腹中线结构发育缺陷所致的一组罕见多发畸形，由以下 5 种畸形构成：脐上腹壁发育缺损常合并脐膨出、心脏异位或合并心内畸形、胸骨下端缺失、膈肌前部与膈面心包缺损。

【超声表现】

Cantrell 五联症的特征性标志是脐膨出（图 13-33）和心脏异位（图 13-34）同时存在，

脐膨出可很大，也可很小，体外心可部分也可以全部位于胸腔外。大部分 Cantrell 五联症胎儿合并有心内畸形，包括 100% 室间隔缺损、53% 房间隔缺损、20% 法洛四联症和 20% 心室憩室。合并畸形常有头及面部的畸形、唇腭裂、畸形足、肠旋转不良、脑积水、无脑儿、露脑畸形、多脾、脊柱侧弯等。不是所有患儿均有 5 种畸形存在，多数患儿仅有其中的 2～3 种畸形，称为变异型或不完全型 Cantrell 五联症。

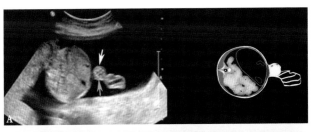

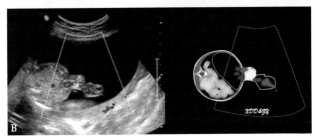

图 13-33　脐膨出二维及彩色多普勒声像图

A. 产前二维超声腹部横切面示腹壁缺损、腹腔内容物位于羊水内、与腹壁相连、有包膜（箭头所示）；B. CDFI 示脐血管位于包块上

CDFI：彩色多普勒血流显像

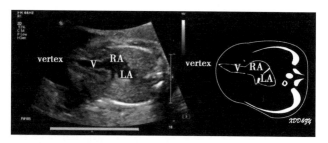

图 13-34　产前二维超声胸部横切面示心脏部分位于胸腔外

RA: 右心房；LA: 左心房；V: 心室；vertex: 头位

【经验点滴】

Cantrell 五联症需与单纯的胸外异位心、孤立性腹壁缺损、体蒂异常、羊膜带综合征鉴别。Cantrell 五联症的特征性表现是心脏异位和脐膨出同时存在。体蒂异常时脐带过短或极短，一般不存在心脏异位。羊膜带综合征时胎儿畸形主要为多发、不规则、不对称性。

四、VACTERL 联合征

VACTERL 联合征是一组多系统先天畸形，该联合征中的 6 种畸形为脊柱缺陷（vertebral defects，V）、肛门闭锁（anal atresia，A）、心脏畸形（cardiac malformations，C）、气管食管瘘和 / 或食管闭锁（tracheoesophageal fistula/esophageal atresia，TE）、肾脏异常（renal anomalies，R）和肢体异常（limb anomalies，L），由此命名为 VACTERL 联合征。

【超声诊断】

1．超声检出胎儿脊柱缺陷（图 13-35）、肛门闭锁、心脏畸形（图 13-36）、气管食管瘘和 / 或食管闭锁、肾脏畸形（图 13-37）和肢体异常 6 种畸形中的 3 种及以上可提示为 VACTERL 联合征。

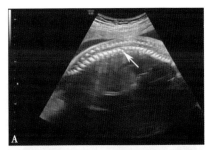

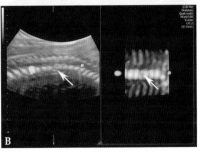

图 13-35　蝴蝶椎产前二维及三维超声声像图

A．产前二维超声脊柱矢状切面示椎体串珠样强回声排列不整齐，椎体强回声骨化中心大小不一；B．三维超声成像示脊柱冠状切面上见椎体骨化中心未融合，诊断为蝴蝶椎

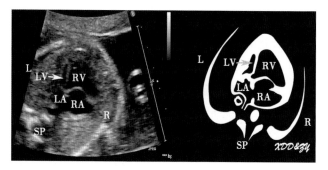

图 13-36　产前二维超声心脏四腔观示左心明显小于右心，诊断为左心发育不良

LA: 左心房；RA: 右心房；LV: 左心室；RV: 右心室；SP: 脊柱

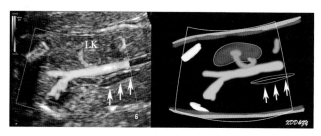

图 13-37　双肾冠状切面显示左肾形态大小正常，右肾缺如，右肾上腺呈"平卧征"（箭头所示），CDFI示仅见左肾蒂血管，右肾蒂血管缺如

注：CDFI: 彩色多普勒血流显像；LK: 左肾

2. 作为 VACTERL 联合征的"外延"尚可有单脐动脉、胎儿生长受限、十二指肠闭锁、生殖器异常、腹壁畸形、膈疝及其他畸形的存在。

【经验点滴】

需与以下疾病鉴别：

1. 22q11.2 微缺失综合征（又称 DiGeorge 综合征） 表现为胸腺发育不良，常合并食管闭锁、心脏畸形和肾脏畸形，但通常不合并脊柱异常和肛门闭锁。

2. VACTERL－脑积水（VACTERL+H）联合征 为一种遗传病，以常染色体和 X 染色体连锁隐性方式遗传，此联合征包括 VACTERL 联合征的 6 种畸形，但脑积水为其特有表现。多为染色体或基因异常，需对胎儿行染色体检查或针对性基因检查。

五、Meckel-Gruber 综合征

Meckel-Gruber 综合征（Meckel-Gruber syndrome，MGS），即美 - 格综合征，是一种罕见的致死性疾病，呈常染色体隐性遗传。目前认为致病机制与纤毛功能异常有关。

【超声表现】

Meckel-Gruber 综合征以枕部脑膨出（图 13-38）、严重的多囊肾（图 13-39）以及轴后性多指 / 趾（图 13-40、图 13-41）为主要特征。在伴发的各种异常中，肝纤维化最常见。

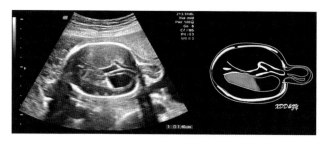

图 13-38 产前二维超声声像图示枕部颅骨缺损、脑膜脑组织膨出

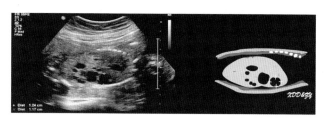

图 13-39 产前二维超声声像图示左肾多囊肾

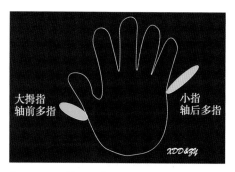

图 13-40 轴后及轴前多指示意图

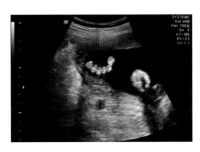

图 13-41　产前二维超声声像图示轴后多指

【经验点滴】

1. 妊娠中晚期严重的羊水过少会造成诊断困难，妊娠 11～14 周是超声诊断 MGS 最早及最佳时间。

2. 产前超声若发现双侧增大的多囊肾时，应警惕 MGS 存在的可能，应进一步检查是否合并神经系统畸形和多指畸形。

3. MGS 具有畸形种类多、累及范围广、再发风险高的特点。因此，应做好产前诊断，对孕产妇及其家庭进行宣传教育并提供有关遗传咨询和帮助；同时，应了解孕妇的工作、生活环境，进一步查找胎儿致畸的原因，从而预防或减少畸形的发生。基因诊断是 Meckel-Gruber 综合征的确诊手段。

六、体蒂异常

胎儿体蒂异常（body stalk anomaly，BSA）又称肢体 - 体壁综合征（limb body wall complex，LBWC），是由于前腹壁关闭失败所引起。主要表现为严重腹壁缺损及内脏外翻、明显脊柱侧凸、肢体畸形及脐带过短或无脐带等，这些畸形可单独或合并存在。

【超声表现】

1. 巨大的腹壁或胸、腹壁缺损伴腹腔脏器或胸、腹腔脏器的疝出，肝脏、肠管等在腹腔之外形成包块，由于常伴羊水少，包块与子宫壁紧贴。

2. 脐带极短或无脐带，CDFI往往显示单脐动脉血流信号。

3. 脊柱出现异常弯曲，如侧弯、前凸，其中脊柱侧弯是该综合征的特征性改变（图 13-42A、B）。

4. 妊娠 14 周前可见胎儿的上半部分位于羊膜腔内，而膨出的内脏和下半部分往往位于胚外体腔内。

5. BSA 多合并其他部位畸形：①肢体畸形，包括肢体缺失或指 / 趾缺失、足内翻、骨关节异常弯曲、并指 / 趾、桡骨或尺骨发育不良等；②颅面畸形，主要有脑膨出、露脑畸形、唇裂等；

③内脏畸形，如膈肌缺如、肠道闭锁、肾脏畸形、心脏畸形等。

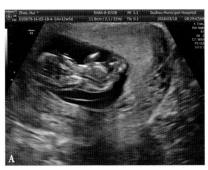

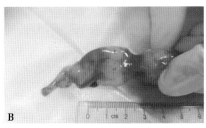

图 13-42　孕 12^{+5} 周胎儿体蒂异常超声声像图及引产后大体标本图

A. 产前二维超声声像图示脊柱侧弯、脐带偏短；

B. 引产后大体标本示脊柱侧弯

【经验点滴】

　　BSA 需与其他存在腹壁缺损的疾病相鉴别：①羊膜带综合征；②巨大腹裂；③巨型脐膨出；④泄殖腔外翻：以下腹壁缺损为主，缺损范围相对较小，且盆腔内无膀胱显示。以上几种畸形虽也存在腹壁缺损及内脏外翻，但脐带往往正常。

七、梅干腹综合征

梅干腹综合征（prune-belly syndrome，PBS）是一种罕见的先天异常，常为散发性，无明显孟德尔遗传规律，活产儿发生率约 1/50 000～1/30 000，主要为三联症：腹壁菲薄扩张（平滑肌组织及结缔组织发育不全）、泌尿生殖系统畸形伴巨膀胱及肺发育不良，部分患儿有隐睾、肢体异常及心脏畸形。

八、美人鱼综合征

美人鱼综合征（mermaid syndrome）又称并腿畸形或人体鱼序列综合征（Serinomelia），是一种罕见的先天性畸形。外形主要表现为双下肢融合，同时合并多个重要器官的畸形或发育缺陷。由于胎儿泌尿系统严重畸形，羊水较少甚至无羊水，增加产前诊断的困难。

参照 Stocker 分型标准，并腿畸形可分为 7 型，分型见表 13-7，示意图见图 13-43。

表 13-7　人体鱼序列征 Stocker 分型

分型	软组织	股骨	胫骨	腓骨	足	分类
I 型	融合	2 根	2 根	2 根	双足	双足并腿畸形
II 型	融合	2 根	2 根	1 根	双足融合	
III 型	融合	2 根	2 根	缺如	双足融合	
IV 型	融合	2 根部分融合	2 根	缺如	单足	单足并腿畸形
V 型	融合	2 根部分融合	2 根靠近	缺如	单足	
VI 型	融合	1 根	1 根	缺如	足缺如	无足并腿畸形
VII 型	融合	1 根	缺如	缺如	足缺如	

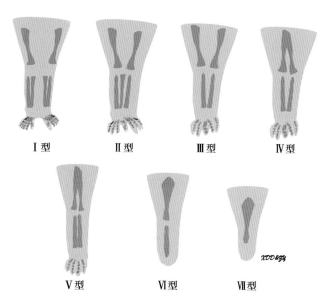

图 13-43 人体鱼序列征 Stocker 分型示意图

【超声诊断】

1. 脐部以上发育基本正常。

2. 双下肢完全或部分融合，可仅软组织融合，也可下肢骨性融合。

3. 骨盆骨发育不全，腰骶尾椎骨发育不全或缺如。

4. 无外生殖器或外生殖器异常、肛门闭锁是本病典型特征。

【经验点滴】

并腿畸形应注意与尾部退化综合征相鉴别。后者的发生与孕妇患有糖尿病相关，而前者与孕妇糖尿病无关。并腿畸形发生的胚胎发育机制主要有两种观点，多数学者支持血管"盗血"学说，即一条起自高位腹主动脉的畸形血管将血液"盗走"，导致远端腹主动脉供血不足，造成脊柱、泌尿系统及生殖器等严重畸形；也有研究认为该畸形与胚胎中胚层与尾胚层原发缺陷导致早期胚下芽融合有关。

当并腿畸形为Ⅰ型时仅有双下肢软组织融合，此时易误认为因羊水过少而导致双下肢挤压在一起，应仔细观察。双下肢横切面显示皮肤呈"弧形"连续，而非呈正常时的"V"形，胎动时双下肢同步运动。

早孕期（孕 11～13^{+6} 周）羊水主要来源于羊膜渗出，不受泌尿系统畸形的影响，早孕期可清晰显示胎儿肢体的活动及姿势，故早孕期是诊断胎儿并腿畸形的最佳时期。

九、尾部退化综合征

尾部退化综合征（caudal regression syndrome，CRS）是一种特殊的胎儿畸形综合征，在胚胎发育 4 周前脊索复合体在成熟过程中发生中断，使胎儿骶尾部的脊髓发育障碍，胎儿神经系统及下肢受损，亦称为骶骨或骶尾发育不良综合征。

孕妇糖尿病、遗传易感性及血管灌注不足可能与该病有关。

【超声表现】

胎儿骶骨缺失、两侧髂骨翼靠得很近，呈特征性的"盾牌征"：骶尾骨缺如，胎儿脊柱骶尾段横切面可见髂骨翼角度变小，两侧髂骨翼紧靠（图 13-44、图 13-45），多合并椎骨和下肢异常，脊柱连续性发生突然中断，双下肢"蛙腿征"（图 13-46）和双脚姿势异常。

【经验点滴】

早孕期由于胎儿骶骨骨化不全，对 CRS 很难作出诊断。头臀长短与卵黄囊形态异常是其早期超声图像特征。

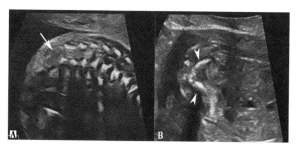

图 13-44　胎儿骶尾部缺失

A. 产前二维超声脊柱矢状切面示胎儿骶骨缺失（箭头）;

B. 胎儿盆腔两髂骨靠近呈"盾牌征"（箭号）

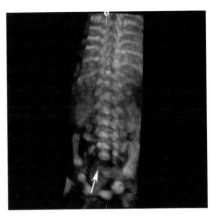

图 13-45　胎儿脊柱骶尾部缺失

三维骨骼模式脊柱冠状面示胎儿骶骨缺失

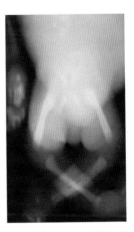

图 13-46　出生后 X 线示脊柱骶尾段缺如、双侧髂骨紧靠、髂翼角度小，双下肢交叉呈"蛙腿状"

CRS 与美人鱼综合征的鉴别要点见表 13-8。

表13-8 CRS与美人鱼综合征的鉴别要点

疾病	脐动脉	下肢	双肾畸形	肛门	羊水量
CRS	两条脐动脉	双下肢，发育不良	非致死性	肛门闭锁	羊水多或正常
美人鱼综合征	单脐动脉	单下肢或融合	肾缺如或肾发育不良	无肛	羊水少

注：CRS：尾部退化综合征

十、心手综合征

心手综合征（Holt-Oram syndrome，HOS）是一种少见的常染色体显性遗传病，发病率约1/100 000，可家族性发病或散发。主要表现为先天性心脏畸形（以房间隔缺损较多见）及上肢畸形（前臂、腕及手的桡侧骨骼的变异或缺如）。研究表明，HOS 与 TBX5 基因突变有关。

【超声表现】

主要为先天性心脏畸形及上肢畸形，最特征的表现为房间隔缺损（图 13-47）合并拇指畸形。上肢畸形常为双侧、不对称，左侧受损常较右侧严重，具有不同程度关节功能障碍。其中拇指畸形出现率在 85% 以上，其次为腕骨及桡骨畸形。心脏缺损见于 96%HOS 患者，其中房间隔缺损约占 36%、室间隔缺损约占 27%。

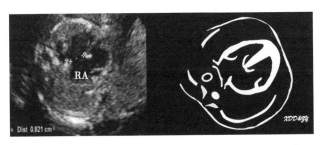

图 13-47　胎儿房间隔缺损声像图及示意图

RA：右心房

【经验点滴】

当产前超声发现胎儿先天性心脏病时要注意观察有无肢体异常，反之亦然，以减少该综合征的漏误诊。当怀疑该综合征时，应进行充分的产前咨询及遗传学检测。应注意心手综合征患者的智力通常是正常的。

十一、胎儿运动功能丧失变形序列征

胎儿运动功能丧失变形序列征（fetal akinesia deformation sequence，FADS）有以下六大特征：胎儿生长受限、颅面部畸形、多发关节挛缩、肺发育不良、脐带短、羊水过多。产前超声检查是FADS 的有效检查手段。

【超声诊断】

1．持续观察胎儿肢体 15～20 分钟，若胎儿肢体无明显姿势改变，则可诊断为胎儿肢体运动减少或消失。

2．关节挛缩畸形在胎儿中并不少见，主要表现为肘、腕、膝、踝、指 / 趾等关节呈异常固定姿势（图 13-48～图 13-50），产前二维或三维超声检查可获明确诊断。

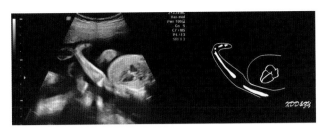

图 13-48　产前二维超声声像图示胎儿手姿势异常

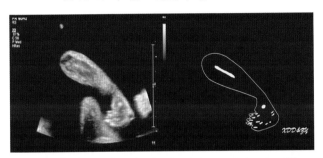

图 13-49　产前二维超声声像图示爪形手

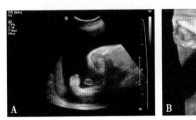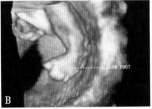

图 13-50　足内翻产前二维及三维超声声像图

A. 产前二维超声示足底切面与同侧胫腓骨长轴切面在同一平面上显示；B. 三维超声声像图示足内翻

【经验点滴】

FADS 是一种预后不良型胎儿关节挛缩畸形，中枢神经系统异常（图 13-51～图 13-53）是其

最常见的致病因素。对于存在多发关节挛缩的病例，产前超声应注意观察胎儿有无中枢神经系统异常、颜面部畸形及羊水过多等。对于疑诊FADS的病例应进行遗传学检测。此外胎儿MRI在病因分析和预后评估方面亦可提供帮助。复发风险为1%～25%。

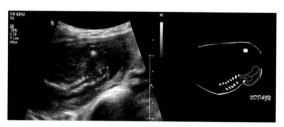

图 13-51　产前二维超声声像图示骶尾部开放性脊柱裂

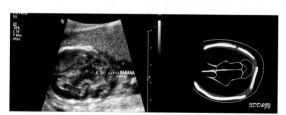

图 13-52　产前二维超声声像图示小脑呈"香蕉征"、后颅窝池消失

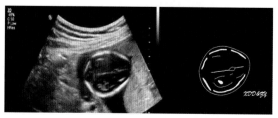

图 13-53　产前二维超声声像图示"柠檬头"

十二、Larsen 综合征

Larsen 综合征是一种罕见的先天性骨骼异常，在活产儿中发生率约为 1/100 000。Larsen综合征主要累及大关节如膝关节、肘关节和髋关节，表现为多发关节脱位，其中膝关节脱位发生率为 100%。此外，患儿常呈现特殊面容如面部扁平、前额突出、眼距过宽和小下颌等。

【超声表现】

1. 关节屈曲方向异常　主要是双侧膝关节，由于膝关节脱位，膝关节屈曲方向为向心性，即下肢远端肢体以膝关节为轴心向腹侧弯曲。超声检查时会发现靠近胎儿腹侧可观察到远端肢体的长轴（图 13-54～图 13-56），严重者膝部最凸点与足跟位于同侧形成膝反屈。三维超声能获取整个肢体的容积信息，重建图像可更直观地表现出肢体的形态和姿势（图 13-57、视频 13-4）。

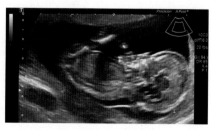

图 13-54　产前二维超声声像图示胎儿下肢过屈
孕 13⁺¹ 周，以下图像为同一胎儿

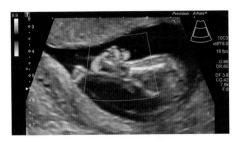

图 13-55　产前二维超声示双下肢固定、于膝关节处并拢呈"剪刀状"

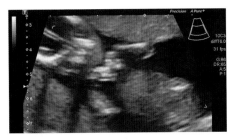

图 13-56　产前二维超声声像图示双手内收、双腕下垂

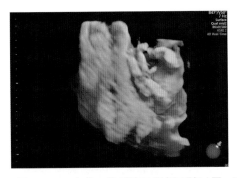

图 13-57　产前三维超声示双侧下肢过屈、双手内收

2. 面部异常 如鼻骨扁平、眼距增宽、前额突出及小下颌（图 13-58、图 13-59）等。

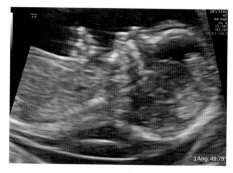

图 13-58 产前二维超声示小下颌，
下颌面部角为 49.79°

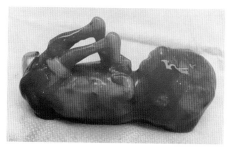

图 13-59 引产后大体标本图示双下肢过屈、膝关节
反位、双侧垂腕、双手内收、小下颌

▶ 视频 13-4

Larsen 综合征胎儿超声、引产标
本及遗传检测结果解读

【经验点滴】

当超声发现胎儿膝关节反屈时应进行复查，以排除因宫腔狭小、羊水少造成的正常胎儿被动体位。需与先天性膝关节脱位、先天性多关节挛缩等鉴别。Larsen 综合征的特征性表现为双侧膝关节反屈及颜面异常，而先天性膝关节脱位时常累及单侧膝关节，无其他骨骼系统异常。先天性多关节挛缩时常对称性累及四肢、受累关节僵硬、活动受限，以远端为著，且不合并颜面部异常。

Larsen 综合征的预后主要取决于合并的畸形，因此仔细的产前超声检查及系统评估对早期诊断并提供恰当的遗传咨询非常重要，需对患儿及父母进行遗传学检测，明确有无 *LAR1*、*FLNB* 等基因突变。

（殷林亮　吴桂花）

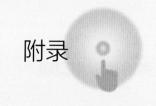

附录

附录一
产前超声诊断常用口诀

1. 早孕口诀

- **囊芽心动盘头，五六七八九十**

囊 5 ~ 6		动 8 ~ 9	
芽 6 ~ 7		盘 9 ~ 10	
心 7 ~ 8		头 10 ~ 11	

口诀 1　早孕口诀

【解读】该口诀阐明了早孕期经腹超声检查能够观察到的大致过程，即：5～6 周，出现胚囊；6～7 周出现胚芽；7～8 周，可显示胎心搏动；8～9 周，出现胎动；9～10 周，胎盘形成；10～11 周，颅骨强回声环开始骨化。

2. 侧脑室测量口诀

- **量远不量近，量内不量外**

【解读】中晚孕测量侧脑室时，应该测量远场侧脑室，由于近场伪像的干扰近场侧脑室常常显示不清。如要测量近场侧脑室，请孕妇转动体位，或者改变探头位置。此外，由于重力作用，近探头侧的侧脑室的测量会假性增大。所以，测量远场的侧脑室是比较准确的。量内径而不是外径。

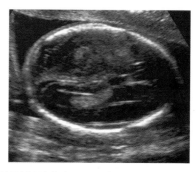

口诀 2　胎儿近侧的侧脑室由于近场伪像，显示不清；而远侧的侧脑室显示很清晰

3. 胎儿脑积水口诀

- **积水脑室一定宽**
- **常伴脊裂足内翻**
- **巴山蜀水心不安**

【解读】脑积水的胎儿侧脑室增宽是特征性表现，常伴脊柱裂、足内翻及先天性心脏病等，染色体异常常常出现 18- 三体（巴和"8"是谐音）和 13- 三体（山和"3"是谐音）。侧脑室宽度＞15mm 的胎儿，70%～84% 合并其他畸形，20% 有心脏畸形，25% 有染色体异常。

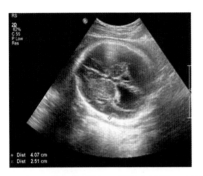

口诀3 胎儿脑积水，侧脑室扩张，出现脉络丛漂移现象

4. 诊断开放性脊柱裂的口诀

- **有无开放脊柱裂，请看小脑延髓池**

【解读】诊断开放性脊柱裂的关键步骤是看胎儿的小脑延髓池，如果小脑延髓池消失，小脑呈现"香蕉征"，高度考虑开放性脊柱裂（Arnold Chiari Ⅱ畸形）。

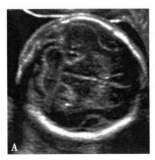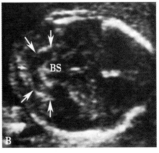

口诀4
A. 正常胎儿，小脑呈"元宝"状；B. 小脑延髓池消失，小脑呈"香蕉征"，该胎儿为开放性脊柱裂

5. 脐带口诀

• **两动一静是脐带，外裹羊膜长55**

【解读】脐带由两根脐动脉和一根脐静脉组成，外面裹着羊膜，正常脐带长约55cm。如果脐带绕颈，脐带往往过长。

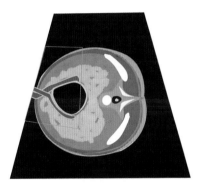

口诀5 "两动"除了表现在脐带横断面呈"品"字结构，也表现在正常胎儿膀胱两旁见两条脐动脉，且脐动脉的血流方向为向胎盘方向流去

6. 胎位"手掌定位法"口诀

• **右手轻拍胎后脑，拇指指向胎左侧**

【解读】伸出医师的右手，想象中轻轻拍拍胎儿的后脑勺，医师的大拇指指向胎儿的左侧。

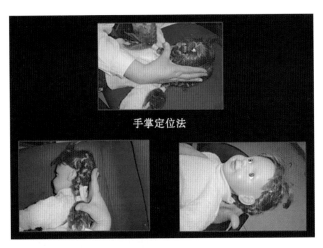

手掌定位法

口诀 6　无论胎位是什么，手掌定位法都能够准确判断胎儿的左右

7. 卵圆孔、动脉导管、静脉导管及脐静脉在胎儿出生后的转归

- **孔变窝，管变带；脐静脉变圆韧带**

【解读】

出生前	出生后
卵圆孔	卵圆窝
动脉导管	动脉韧带
静脉导管	静脉韧带
脐静脉	肝圆韧带

8. 胎儿缺氧时口诀

- **新鲜脑，最重要**

【解读】胎儿期间，缺氧时胎儿主动保护三大重要器官，它们是：心脏、肾上腺、大脑。新鲜脑是"心""腺""脑"的谐音。

9. 胎儿生长受限（FGR）的超声表现口诀

• 胎轻水少，心衰谱异

【解读】胎儿生长受限（FGR）的超声表现：胎重不够、羊水过少、胎心衰竭、频谱异常。

10. 室间隔房间隔，正常比例二比一。

【解读】正常胎儿的室间隔长度和房间隔长度之比约为 2：1，如果比值变成 1：1，虽然四腔心似乎"正常"，仍然要高度怀疑心内膜垫完全缺损。

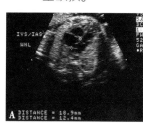
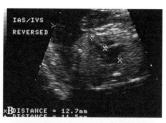
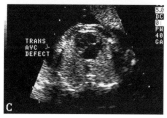

口诀 10

A. 正常胎儿的室间隔长度：房间隔长度 =2：1；
B、C. 心内膜垫完全缺损，室间隔长度：房间隔长度 =1：1

11. 很少合并染色体异常的胎儿畸形口诀

- 脑裂孔洞半椎体
- 单独唇裂足内翻
- 隔离肺加囊腺瘤
- 空肠大肠有肿瘤
- 囊肿破裂变腹裂

【解读】有的胎儿畸形很少合并染色体异常，它们是脑裂畸形、孔洞脑、半椎体、单独的唇腭裂、单独的足内翻、隔离肺、肺囊腺瘤、空肠闭锁、大肠梗阻、胎儿肿瘤、单侧多囊性肾发育不良、卵巢囊肿、肠系膜囊肿、腹裂。

12. 强烈提示胎儿染色体异常的结构畸形口诀

- 前脑已无裂
- 丹迪脑积水
- 颈部水囊瘤
- 心脏脐膨出
- 水肿多囊肾
- 十二指肠锁

【解读】强烈提示胎儿染色体异常的结构畸形有：前脑无裂畸形、Dandy-Walker 畸形、脑积水、颈部水囊瘤、颈部水肿、某些类型的心脏畸形、脐膨出、胎儿水肿、多囊肾、十二指肠闭锁。口诀使以上内容便于记忆。

13. 有关双胎的口诀

- 单绒毛膜一定单卵
- 双绒毛膜可双可单
- 性别不同双卵双胎
- 性别相同情况各异
- T 字是单卵
- 三角不确定

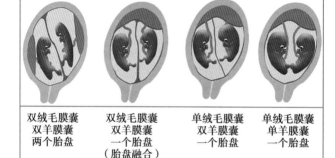

| 双绒毛膜囊
双羊膜囊
两个胎盘 | 双绒毛膜囊
双羊膜囊
一个胎盘
（胎盘融合） | 单绒毛膜囊
双羊膜囊
一个胎盘 | 单绒毛膜囊
单羊膜囊
一个胎盘 |

口诀 13　双胎绒毛膜性示意图

【解读】临床往往要求超声判断双胎的绒毛膜腔、羊膜腔和单卵或双卵情况，按上述口诀：单绒毛膜腔双胎一定是单卵双胎；双绒毛膜腔可以是单卵双胎，也可以是双卵双胎；两个胎儿性别不同，肯定是双卵双胎；性别相同时，可以是单卵双胎，也可以是双卵双胎；分隔与胎盘连接处呈"T"字形，一定是单卵双胎；分隔与胎盘连接处呈"双胎峰"，可以是单卵双胎，也可以是双卵双胎。

14. 左房异构（left atrial isomerism）

- **奇伴降主至上腔**
- **肝段下腔被遗忘**

【解读】左房异构多伴肝段下腔静脉离断，代偿性扩张的奇静脉在腹主动脉右侧伴行汇至上腔静脉，再进入右侧心房。

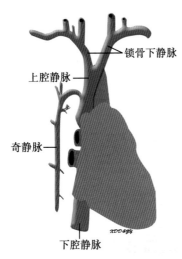

口诀 14-1　奇静脉走行示意图

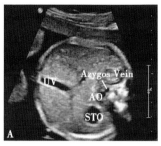
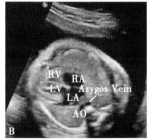

口诀 14-2　肝段下腔静脉离断

A. 腹主动脉前方未探及下腔静脉回声，可见奇静脉与腹主动脉伴行；B. 四腔心切面可见降主动脉与奇静脉伴行

15. 右房异构（right atrial isomerism）

- **腹主下腔同一边**
- **肝脏居中是特点**

【解读】右房异构结构特点是双侧都是右边结构，左侧结构发育不全或缺如，腹部出现腹主动脉及下腔静脉在腹部脊柱的同一侧，肝脏肿大居中。

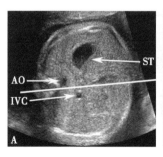
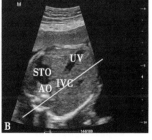

口诀 15

A. 正常腹主动脉与下腔静脉关系；B. 腹主动脉与下腔静脉位于脊柱同侧

16. 心脏位置异常（一）

- **心向右，移或旋**
- **移占位右不全**
- **旋双右心常见**

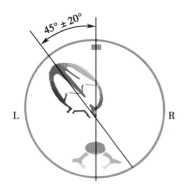

口诀 16　正常心脏位置

【解读】心轴向右侧异位，可以表现为右移心或右旋心，右移心常由于心外因素如左侧的占位把心脏向右推挤或右肺的发育不良心脏向右侧的填充；右旋心指心脏位于右侧胸腔、心尖指向右侧的"双右"，通常伴有心脏异常。

17. 心脏位置异常（二）

- **中位心看先心**
- **连接错喉闭锁**

【解读】中位心常伴有先天性心脏病，主要为心室动脉连接异常，例如大动脉转位、右心室双出口等，当出现喉气管闭锁双肺容积增大时心脏居中。

18. 完全型房室间隔缺损（complete atrioventricular septal defect）

- **十字垫缺两半，一字行为共瓣**
- **2 和 1，须牢记（2∶1，21- 三体），伴发畸肺主异**

【解读】正常心内膜垫"十"字结构消失，代之以共同房室瓣，关闭时成"一"字形，心室、心房内径比值失常（正常 2∶1），AVSD 常合并 21- 三体，常伴发肺动脉、主动脉异常。

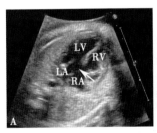 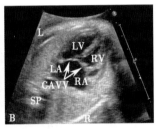

口诀 18　完全型房室间隔缺损

A. 心内膜垫缺损，共同房室瓣开放；

B. 共同房室瓣闭合呈"一"字形

19. 部分型房室间隔缺损

- **部分型原发型**
- **缺损在分流清**

- **瓣不全反向行。**

【解读】部分型心内膜垫缺损又称原发孔型房间隔缺损，超声表现为原发隔部位房间隔连续性的中断，可见穿隔血流，常合并二尖瓣、三尖瓣的发育不全，出现反流。

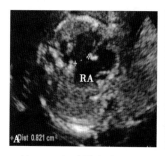 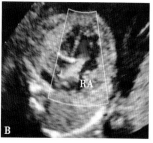

口诀 19　部分型房室间隔缺损

A. 原发隔缺损；B. 三尖瓣发育不良，可见大量反流

20. 三尖瓣下移

Ebstein 畸形

- **部分心室心房化**

- **隔瓣后瓣位置下**

- **中三晚五有点怕**

【解读】诊断标准：中孕时，三尖瓣隔叶至二尖瓣前叶的距离不超过 3mm。晚孕时不超过 5mm。

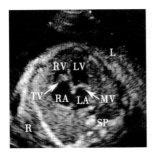 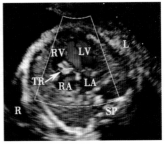

口诀 20-1　三尖瓣下移

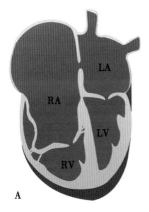 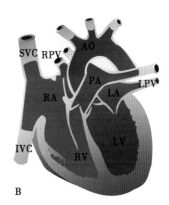

A

B

口诀 20-2　三尖瓣下移模式图

A. 隔瓣下移，回声增强增厚；B. 彩色血流可见三尖瓣反流

21. 三尖瓣闭锁（tricuspid atresia）

- **左心大右室小**

- **一上血流不得了**

【解读】左心增大右心室很小，彩色血流表现在三尖瓣部位无彩色血流信号及肺动脉狭窄闭锁后动脉导管的反向灌注血流。

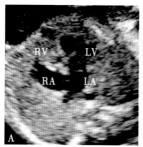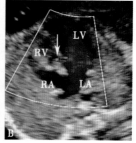

口诀 21　三尖瓣闭锁

A．三尖瓣回声增强增厚无明显启闭活动；B．三尖瓣无彩色血流通过

22．主肺动脉间隔缺损（aortic-pulmonary septal defect）

- **主肺动脉窗**
- **风吹过的伤**

【解读】主肺动脉窗为主肺动脉间隔连续性中断缺损造成升主动脉与肺动脉相交通，压力高的一侧向压力低的一侧分流。

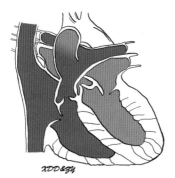

口诀 22　主肺动脉窗示意图

23. 主动脉、肺动脉狭窄

- **主肺狭分三型**
- **瓣上型看管径**
- **瓣下型隔心肌**
- **瓣多少粘又限**
- **超声见管流先**

【解读】主动脉狭窄、肺动脉狭窄均分为相类似的三型：瓣上型为主动脉干、肺动脉干的狭窄，是管径的狭窄；瓣下型主要表现为隔膜或局部心肌肥厚隆起；瓣膜型窄多表现为单瓣、二叶瓣、四叶瓣五叶瓣等以及瓣膜的粘连活动受限等；超声首先观察主动脉肺动脉管径、血流状态及速度、瓣膜状况。

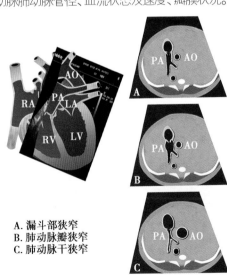

A. 漏斗部狭窄
B. 肺动脉瓣狭窄
C. 肺动脉干狭窄

口诀 23-1　主动脉狭窄模式图

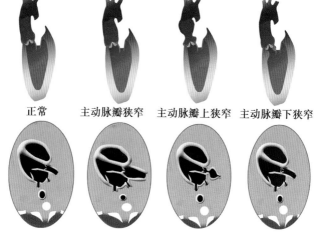

正常　　　主动脉瓣狭窄　　主动脉瓣上狭窄　　主动脉瓣下狭窄

口诀 23-2　肺动脉狭窄模式图

24. 永存动脉干（persistent truncus arteriosus）

• 永存动脉干，关键肺动脉怎么看

【解读】在永存动脉干中肺动脉及其分支的发出部位是永存动脉干的诊断及分型的基础。

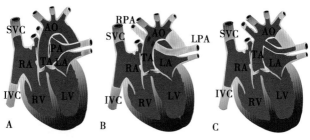

口诀 24　永存动脉干分型模式图

25. 法洛四联症（tetralogy of Fallot）

- **谈法四四缺一**

- **看肺骑三流齐**

【解读】法洛四联症在胎儿期能够观察到结构异常为：室间隔缺损、主动脉骑跨、肺动脉狭窄，超声观察的切面为左右心室流出道切面，三血管切面。

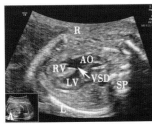 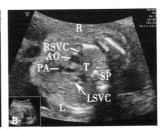

口诀 25　法洛四联症

A．主动脉骑跨、室间隔缺损；B．肺动脉狭窄

26. 右心室双出口（double-outlet right ventricle）

- **右室双出口，动脉怎么走？**

- **室缺和动狭，此情经常有。**

【解读】主动脉、肺动脉的走向、位置关系是右心室双出口的诊断及其分型的关键，右心室双出口常合并室间隔缺损，主动脉、肺动脉的狭窄。

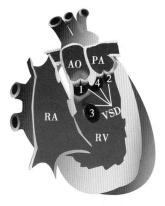

口诀 26　右心室双出口示意图

27. 胎儿心脏切面口诀

• 大师傅非童工（大四五肺动弓）

【解读】胎儿心超的六个重要横切面：

（1）胃泡水平腹部横切观（观察腹部大血管位置——"大"）。

（2）四腔观（四——谐音"师"）

（3）左心室流出道观（又称五腔观——谐音"傅"）。

（4）右心室流出道观（观察肺动脉——谐音"非"）。

（5）三血管观（观察动脉导管——谐音"童"）

（6）三血管气管观（观察主动脉横弓——谐音"工"）。

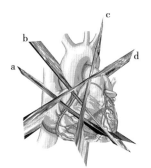

a. 四腔心切面
b. 左室流出道切面
c. 右室流出道切面
d. 三血管切面

 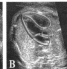 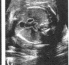 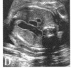

口诀 27-1　常用标准切面（一）

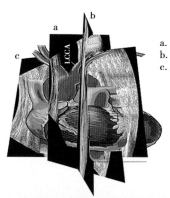

a. 主动脉弓切面
b. 导管弓切面
c. 上下腔静脉切面

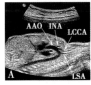 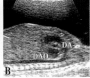 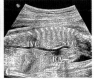

口诀 27-2　常用标准切面（二）

28. 三血管切面观察要点

• 大连柳树气派

【解读】指三血管气管观的六个观察重点"大连流数气排（大连柳树气派）"。

"大"，看血管大小，比如，肺动脉特别细，主动脉很宽，要想到法洛四联症。

"连"，看连接是否异常？如主动脉向前移位，要考虑右心室双出口？大动脉转位？

"柳（流）"，看血流，是否反向，是否混叠？

"树（数）"，看血管数目，是 3 血管、2 血管还是 4 血管？如大动脉转位，往往是 2 血管。

"气"，看气管的位置，正常气管分隔动脉和静脉。

"派（排）"，看排列，是否是肺动脉，主动脉和 SVC 的顺序？

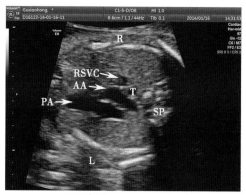

口诀 28　三血管排列超声图

29. 大动脉转位口诀

- **一个连接异常完全型**
  两个连接异常矫正型

【解读】完全型大动脉转位仅仅是心室与动脉连接不一致，即右心室与主动脉连接，左心室与肺动脉连接；而矫正型大动脉转位有心房心室和心室动脉两个连接异常，主动脉发自位于左侧的解剖右心室，肺动脉发自位于右侧的解剖左心室。

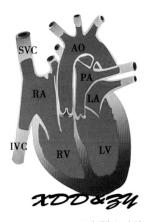 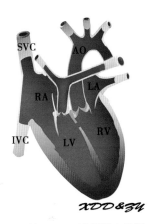

口诀 29-1　完全型大动脉　　口诀 29-2　矫正型大动脉
　　　　　 转位模式图　　　　　　　　　 转位模式图

30. 双胎综合征 Quintero 分类记忆口诀

- **羊膀血肿死**

【解读】双胎综合征 Quintero 分类记忆法"羊

膀血肿死"（想象一只羊的膀胱有血肿，结果死了）。

（1）Ⅰ期：受血胎儿羊水过多（＞8cm）和供血胎儿羊水过少（＜2cm）。

（2）Ⅱ期：观察60分钟超声下未见供血儿的膀胱。

（3）Ⅲ期：任何一个胎儿多普勒超声发现血流异常（定义为至少下列情况之一）：脐动脉舒张末期血流缺失或反流，静脉导管血流缺失或反流，脐静脉出现波动性血流。

（4）Ⅳ期：任何一个胎儿出现水肿的征象。

（5）Ⅴ期：至少1个胎儿宫内死亡。

31. 正常胎儿胃泡和膀胱的关系

• 相望而不牵手，相见而不言爱

【解读】在左侧CDH中，大多数病例（大约90％）都可以发现胃泡位于胸腔；但少数病例的胸腔内仅有其他腹腔内容物，而胃泡未疝入胸腔，这时候有特殊的征象：胃靠近膀胱。而正常胎儿的胃和膀胱之间隔着小肠，相望而不牵手，相见而不言爱。

32. 胎儿肺发育不良的诊断要点

• 鸡蛋OK，梨不行

【解读】胎儿矢状切面，正常胸腔加腹腔显示呈鸡蛋状。一旦鸡蛋形状消失，变成梨的形状，要考虑肺发育不良。

33. 胎儿宫内感染

• 肝肿小羊哭，长兄脸厚心肠硬

【解读】宫内感染超声表现

"肝"，肝脾肿大。

"肿"，水肿。

"小"，小头畸形。

"羊"，羊水过少。

"哭"，侧脑室扩张。

"长"，生长受限。

"兄"，胸腺小。

"脸厚"，胎盘增厚。

"心"，胎心异常。

"肠"，肠道回声增强。

"硬"，钙化。

（邓学东　杨　忠）

附录二
胎儿筛查主要切面

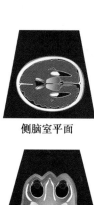
侧脑室平面

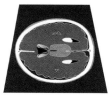
双顶径平面

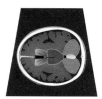
小脑平面

眶间距横切面

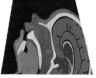
颜面部正中矢状切面

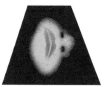
唇部冠状切面

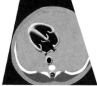
四腔心切面

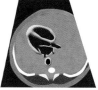
左室流出道切面

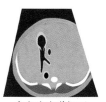
右室流出道切面

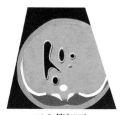
三血管切面

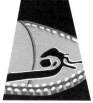
主动脉弓切面

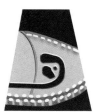
导管弓切面

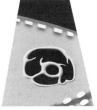

大动脉短轴切面

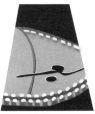

上下腔静脉切面

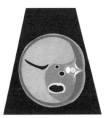

腹径测量横切面
（含胃泡）

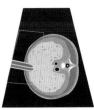

腹壁经脐横切面

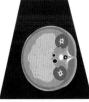

双肾横切面

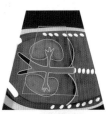

双肾冠状切面

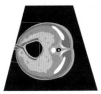

腹部经膀胱横切面
（含膀胱两侧脐动脉）

脊柱横切面

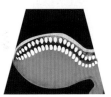

脊柱纵切面

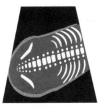

脊柱冠状切面

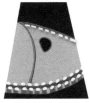

一侧膈肌矢状切面
（右侧）

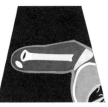

肱骨长轴切面

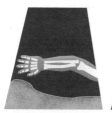

尺桡骨长轴切面

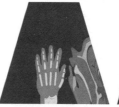

手指冠状切面

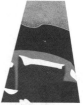

股骨长轴切面

胫腓骨长轴切面

足冠状切面

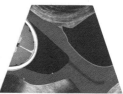

宫颈部纵切面

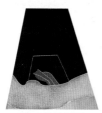

胎盘长轴切面

（杨　忠）

06